動作でわかる
筋肉の
しくみ事典

山口 典孝 著 　 **川原田 進** 監修

CGイラスト **佐藤眞一**

秀和システム

はじめに

　骨格筋や関節をはじめとする運動器の機能を高めることは、一般の方の健康の維持向上やリハビリテーションなど様々な場面で重要となる。またスポーツ選手の競技力向上のみならず障害の予防にもつながる。また近年では運動器、特に筋力の機能低下により生活に何らかの困難が生じる状態をロコモティブシンドロームと呼び、最重要課題である健康寿命の延伸という観点では、「運動器」、特に筋肉は時代の流行りのキーワードともいえる。

　骨格筋は、運動器としての側面からみても、身体運動のエンジンとなることを筆頭に、関節の安定性を保持する、ブレーキとして働く、体温を保つなど多様で重要な役割を果たしている。身体の 400 以上におよぶ骨格筋は、それぞれ解剖学的位置、形状、生理学的特性などに応じ、それらの役割を的確に果たしている。また、これらをトレーニングするには、それぞれの特性に合った方法が重要となる。すなわち、安全で効果的なリハビリテーションやエクササイズのためにはまず、それぞれの骨格筋が持つ構造的および機能的特性などの知識が得ることが必須だといえる。

　本書では各部位における各々の筋肉において、それらを読者が容易にイメージできるようにコンピューターグラフィックを用いた解剖図を数多く掲載した。さらに、筋力トレーニングとストレッチングにおける、それぞれの機能や動きを、同様にコンピューターグラフィックを駆使した男女のモデルで表現している。実際に筋力トレーニングやストレッチングを実施したり、指導したりする上で、非常に意義深いものであると考えている。

　本書の監修を引き受けてくださった川原田 進先生は理学療法士で解剖学の専門家でありこれまでの教育指導と現場経験に基づいてご指導いただき、本書は解剖学や生理学の知識が薄い方でも理解できるように工夫されている。本書が、運動指導に関連した職業や医療従事者を目指す方だけでなく、筋力トレーニングやストレッチング、そして筋肉に関心を持つすべての方々やトレーニーのマニュアル本となることを願っています。

2023 年 3 月　山口　典孝

動作でわかる 筋肉のしくみ事典
Contents

第2章
肘関節・手関節・手指に働く筋　57

第3章
股関節・膝関節に働く筋 87

第4章

足関節・足指に働く筋　125

第5章
体幹に働く筋　147

資料

Coコラムmn

序章

筋学の基礎知識

筋肉の解剖について知る

1. 筋肉の種類

1）横紋筋と平滑筋（骨格筋・平滑筋・心筋）

　　筋肉の最小単位である筋原線維の構造から大きく2つに大別される（図1）。

［横紋筋］

　　筋原線維である2種類のフィラメントが均一に並ぶ事によって、縞々の横紋模様に見える。横紋筋の1つの細胞にはいくつかの核（多核）があり、運動神経の興奮伝達によってそれぞれの細胞に興奮が伝わり筋収縮を起こす。主に随意筋である骨格筋が該当するが、不随意筋の心筋も横紋筋である。

［平滑筋］

　　フィラメントは存在するが、骨格筋のように数は少なく、また並ぶ方向も不均等であるため、横紋模様は見られない。平滑筋の細胞には一つの核（単核）があり、隣合う細胞同士がギャップ結合でつながっている。これは

図1　筋細胞と種類

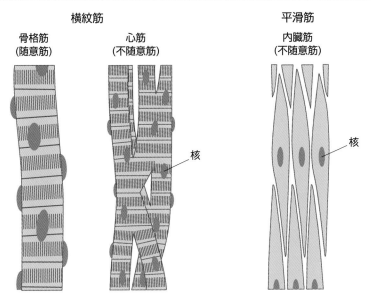

横紋筋

骨格筋
（随意筋）

心筋
（不随意筋）

平滑筋

内臓筋
（不随意筋）

核

核

自律神経によって平滑筋に運動の指令が伝わってきた際、その指令は
ギャップ結合を介して隣合う細胞にどんどん指令が自動的に伝わり、自ら
筋収縮運動が臓器全体に派生していく。平滑筋は不随意筋である。

［心筋］

　横紋筋のように2種類のフィラメントが均等に並ぶ事で横紋模様を呈
する。このため、横紋筋に属するが、細胞の構造では平滑筋と同様に
ギャップ結合により興奮が隣合う細胞に自動的に伝わる構造になってい
る。心筋は不随意筋である。

2）随意筋と不随意筋

　筋肉の収縮運動には、意識的に収縮させる随意筋と無意識的に収縮する
不随意筋に分けられる（図2）。

［随意筋］

　腕を上げる、膝を曲げるなど身体運動に関与する骨格筋である。主に運
動神経に支配され、目的を持って自ら動かしたい時に筋の収縮運動が起こ
る。

［不随意筋］

　心筋や内臓筋である。心臓のように自ら筋の収縮運動を行い臓器が働
く。また、胃や腸などの消化器官も同様に、摂取した食べ物がそれぞれの
器官に流入してくると自ら働き始める。これらは自律神経に支配され、交
感神経や副交感神経の両者によって調節される。

図2　筋線維の構造と随意・不随意による分類

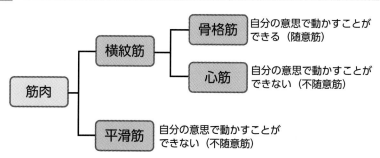

2．骨格筋の構造

　　筋線維がいくつもの束となって一つの筋を形成している。だからこそ筋活動によって同じ方向に筋張力（筋が生成する力）が発生し、強い力が生じる。

1）筋組織

　　筋肉の最も小さい単位は筋原線維であり、いくつもの筋原線維が束となり筋鞘（筋線維鞘）に外周を包まれた筋線維（筋細胞）を形成する。また、いくつかの隣り合う筋線維の間を筋内膜で詰められ、その周囲を筋周膜で包んだ筋束を形成する。そして最後にいくつもの筋束は束ねられ周囲を筋外膜（筋膜）で包む骨格筋を形成している（図3）。

図3　骨格筋の構造

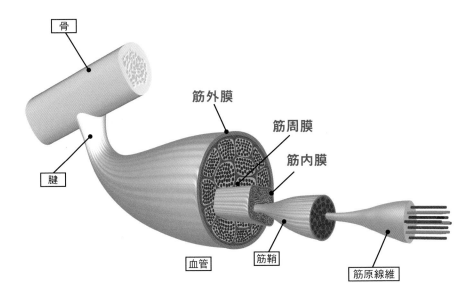

骨

筋外膜

筋周膜

筋内膜

腱

血管

筋鞘

筋原線維

2）筋原線維と筋収縮

　筋肉の収縮はゴムが縮まるような単純な構造ではない。骨格筋の構造で述べた、筋肉の最小単位である筋原線維には太い線維と細い線維の2種類の蛋白質がある。細い線維はアクチンフィラメント、太い線維はミオシンフィラメントとそれぞれ呼ばれ、ミオシンフィラメント上には無数のクロスブリッジ（cross bridge）がある。このクロスブリッジとアクチンフィラメントが接合し、エネルギー（ATP）を使ってクロスブリッジがアクチンフィラメントを引き寄せる事で筋肉の収縮が起こる（図4）。

| 図4 | 筋原線維の構造と滑走 |

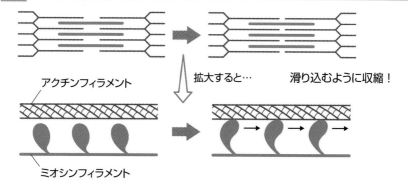

アクチンフィラメント

拡大すると…　　　滑り込むように収縮！

ミオシンフィラメント

3．筋肉の役割

［骨格筋］

　体の支柱となる骨や皮膚や膜に付着し、身体のなめらかな輪郭を作る。我々がトレーニングして強化する筋肉は骨格筋であるが、筋線維には構造上の特徴や収縮速度によって遅筋（赤筋）と速筋（白筋）に分かれる。

　色の違いはミオグロビン量の違いであり、このミオグロビンはヘム（鉄）を含む蛋白質で、筋肉中に酸素を蓄える役割を持ち、酸素と結合しているミオグロビンはより赤色となる。つまり、このミオグロビンが多い遅筋は赤色に見え赤筋とも呼ばれている。特に水の中で過ごし、長い距離を泳ぐマグロやイルカなどはこの赤筋が多く、持久力に富んでいる。これに対して速筋はミオグロビンが少なく白く見える事から白筋とも呼ばれる。持久力が乏しく疲労しやすいが、筋活動の際に必要となるエネルギーである

ATP産生に必要なグリコーゲンを多く筋肉中に貯蓄することができ、大きな瞬発力を発揮する能力に富んでいる。

[平滑筋]

　胃・膀胱・肺・気管などの内臓器官に分布し、これらを通過する物質を運んだり調節したりする。例えば、逆立ちした状態で水を飲んでも、ほとんどの水は胃に運ばれ口の方に逆流はしない。これは、食道の中部より胃側は平滑筋である内輪走筋と外縦走筋により蠕動運動が生じ、通過する水を胃の方向に送り込んでくれるからである。また、膀胱の出口には内尿道括約筋があり、無意識の状態で収縮や弛緩することで、尿を貯めたり排出したりする時に働く。

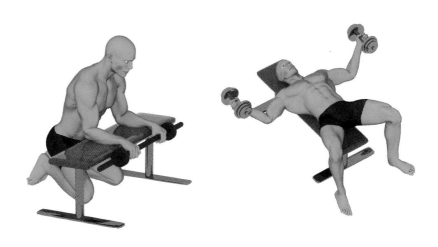

2 筋肉の生理について知る

1. 筋収縮のメカニズム（興奮－収縮連関）

　　筋肉が収縮するには、脳からの興奮が神経を介して筋肉に達し、筋線維内で反応が起こり筋原線維であるアクチンフィラメントとミオシンフィラメントが滑走して収縮が生じる。これら一連の流れを興奮-収縮連関という。

　　まず、脳からの運動神経が筋肉に達するところを神経筋接合部という。脳からの興奮が運動神経の末端であるシナプス終末に達すると、周囲のカルシウムイオン（Ca^{2+}）が、シナプス終末に取り込まれ、これを合図にシナプス小胞から、アセチルコリンという伝達物質が放出される。アセチルコリンは筋肉表面の受容器に受け止められると、筋肉の細胞では新たな興奮が生じる。この興奮は横行小管という筋組織の中に続く経路を経て筋肉の中に興奮が伝わる。すると、筋小胞体という袋の中に保管されていたカルシウムイオン（Ca^{2+}）が筋肉内に放出され、ミオシンフィラメントにあるトロポニンに結合し、アクチンフィラメントとミオシンフィラメントが連結する。ここまではまだ収縮は開始しておらず、ATPというエネルギーが連結したミオシンフィラメントのヘッドに着くことでミオシンヘッドがアクチンフィラメントを引き込み、線維同士の滑走が起こり筋収縮が生じる（図5）。

　　筋肉が弛緩する時は、神経筋接合部で受容器に接合したアセチルコリンはアセチルコリンエステラーゼによりシナプス小胞に戻される。また、トロポニンに結合したCa^{2+}はATPを使用して、元の筋小胞体の中に回収される。これにより、アクチンンフィラメントとミオシンフィラメントの連結が解かれ、筋肉は弛緩する。

図5 興奮〜収縮連関の流れ

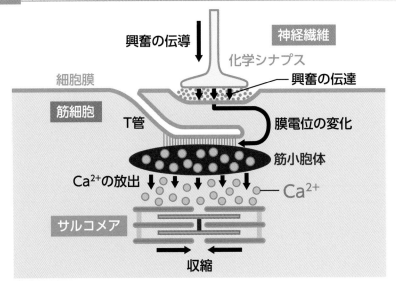

2．筋活動中の ATP 産生の方法

私たちが運動をする際に筋肉を動かすためのエネルギーが必要である。このエネルギー産生には①クレアチンリン酸系→②解糖系→③酸化系の順で働く（図6）。

図6 各エネルギー代謝の ATP 産生

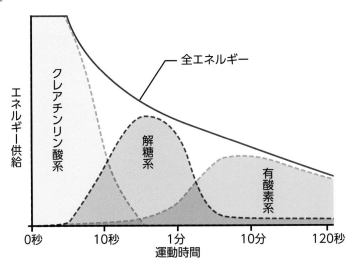

1）クレアチンリン酸系

　　筋肉中にはクレアチンリン酸（CP）が蓄えられており、瞬時にATPが必要な運動開始時にCPとADPとの間に反応を起こしATPを産生させる。これは最も速い反応を起こすが、CPの供給は15秒程度と短時間であるため主力とはならない。CP1分子に対しATP1分子を産生する。

2）解糖系

　　筋に貯えられたグリコーゲンがピルビン酸に分解される過程でATPが産生される。このピルビン酸はミトコンドリア内に入ることで次の酸化系に関与し、より多くのATPを産生するが、酸化系に必要な量以上のピルビン酸が解糖系で産生され余ってしまうと、これを乳酸に置き換える。このATP産生までの過程で酸素が関与しない事から嫌気的代謝（嫌気的解糖）と呼ばれ、グルコース1分子に対して2分子のATPが産生される。この解糖系は30～60秒しかエネルギー供給出来ない。

3）酸化系

　　解糖系で生じたピルビン酸をミトコンドリア内に取り込み、酸素と反応する事で、水と二酸化炭素に分解され、この過程の中でATPが産生される。ここではグルコース1分子に対して36分子のATPが産生される。この酸化系では数時間のエネルギー供給が出来る。

3．筋力増強のメカニズム

　　ある程度の負荷を用いて筋力トレーニングを行うと筋力やパワーは増大する。この筋力増大の初期は神経系の適応によってもたらされ、その後トレーニング継続によって筋肥大が生じることで、より大きな筋力となる（図7）。

1）神経性要因

　　トレーニング開始から4週目で筋力の増大は起こっている。しかし、イメージするような筋のボリュームが増すような筋肥大は生じていない。これは、運動単位数の増加・発火頻度の増加など運動神経系の変化が影響している。

2）筋肥大

　神経性要因に伴う筋力増加に続き、4週目以降から目に見えて筋のボリュームが増すような筋肥大が生じる。この筋肥大は、筋力トレーニングによる筋肉への刺激がタンパク質の合成を促進させることで筋厚が生じる。しかし、その中で筋線維数が増加する根拠は乏しい。

図7　トレーニングを開始した8週間の筋力増加における筋と神経の貢献割合

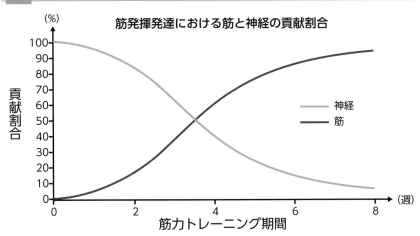

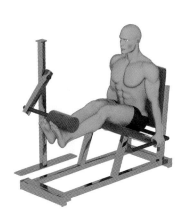

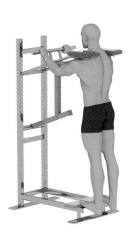

乳酸と疲労

「乳酸が溜まったから、疲れが出てきた」という言葉を聞くが、過去の授業では普通に耳にすることである。これは1929年にA.V.Hillらは、カエルの筋肉を用いた実験で疲労状態の筋肉に乳酸を発見し、乳酸の蓄積とこれらに伴う、筋肉のアシドーシス（酸性）により筋収縮機構を阻害する事を報告したことが、始まりである。

具体的には、筋肉中の乳酸の蓄積により水素イオンの量が増え酸性に傾く、この水素イオンが興奮収縮連関でも述べたように、筋小胞体に保管されているカルシウムイオンを放出させないようにしてしまう。つまり、トロポニンに結合できず、ミオシンヘッドとアクチンフィラメントは連結できないので滑走までは至らない。つまり筋収縮が起こりにくくなるのである。実際に運動を続けると力が出しにくくなった経験はないだろうか？

この説に対して、「乳酸は疲労物質ではない」と大きく言われるようになった。最近の研究では八田らの研究報告や新たな文献で目にする機会が増えた。これは、筋活動中のATP産生の方法で述べた解糖系に出てくるピルビン酸に関係している。解糖系では酸素を使わずグリコーゲンを分解し、この過程でATPを産生する。このピルビン酸は次の酸化系であるTCAサイクルに運ばれ、酸素と反応してATPを産生する。この時、TCAサイクルでピルビン酸が分解しきれず余った時に、このピルビン酸を一時的に保存し必要になった時に、再度ピルビン酸として利用できるように形を変えたのが乳酸であるとしている。

現在もまだ前説が教科書に記載されていることが多いが、筋疲労の項目では乳酸の蓄積の他、グリコーゲンの枯渇やカリウムイオンの細胞外への大量放出の影響も報告されており、「筋疲労＝乳酸」ではなく「筋疲労＝乳酸など」と幅広くなっており、当たり前としていた運動生理学の知識も日々変化している。

このような学説の変化も運動指導を業務とする我々としてはアンテナを常に広げ、根拠のある指導を考えることもやり甲斐を感じる時間でもある。

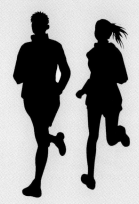

カフェイン摂取と
スポーツパフォーマンス

かつて「ドーピング指定」を受けていたカフェイン

近年、カフェイン摂取とスポーツパフォーマンスに関する研究が海外で加速している。最近、カフェインがスポーツとのかかわりで注目を浴びている。

カフェインは、経口摂取により競技パフォーマンスを高めることが古くから知られ、かつては「ドーピング指定」を受けていたことをご存じの人も多いだろう。しかし2004年以降は、ドーピング指定薬物からは外された。なぜならカフェインはコーヒーやお茶、チョコレートなど日常的に低用量が摂取されており、とらないことのほうが難しいこと、そして過剰摂取するとかえって効果が上がらなくなるという知見も蓄積されたためである。その後、2018年に国際オリンピック委員会（IOC）が公表した合意声明では「適度なカフェインはパフォーマンスを改善するための十分かつ強力な科学的根拠を持つ成分」と評価され、海外の調査では、栄養サプリメントを利用するアスリートのうちカフェインなどの強壮剤を使用している人はおよそ52％を占めると報告されている。

欧州食品安全機関（EFSA）は、2011年にカフェインに以下の機能性表示を認めている。

・カフェインは、持久運動を行う成人が運動1時間前に摂取した場合、持久運動パフォーマンスや持久力の向上（3mg／kg体重）、運動中の疲労感の軽減（4mg／kg）に貢献する
・カフェインは注意力、集中力の改善に寄与する（1食あたり75mg）

ちなみに、持久力の向上に役立つ「3mg／kg体重」というカフェイン量は体重60kgの人なら180mg、つまり「コーヒー2杯分」に相当する計算になる。現在報告されているカフェインと競技パフォーマンスに関する研究をまとめると、カフェインは、持久的パフォーマンスおよび、筋力・筋パワーの持続に有益だと考えられる。競技前のカフェイン摂取によって競技後半においてもパフォーマンスを長く維持でき疲労感が抑えられた、という報告が多い。

カフェインと運動パフォーマンスの関係について見てきた。朝のコーヒーだけでなく、運動のモチベーション維持にコーヒーをうまく利用しながら、やる気や活動性、脂肪燃焼などを高めていければ幸いである。

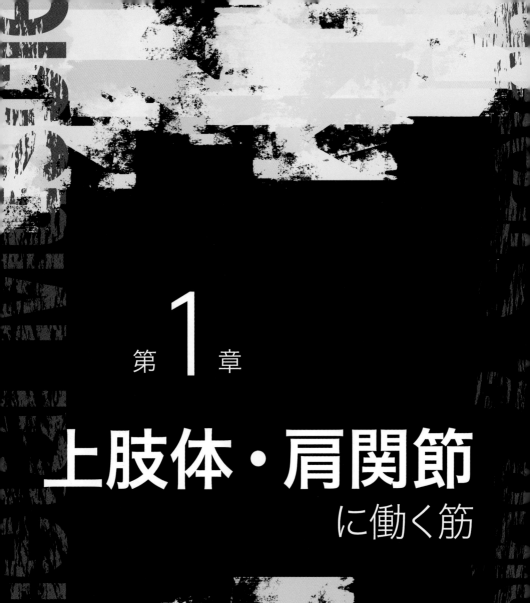

第 1 章

上肢体・肩関節
に働く筋

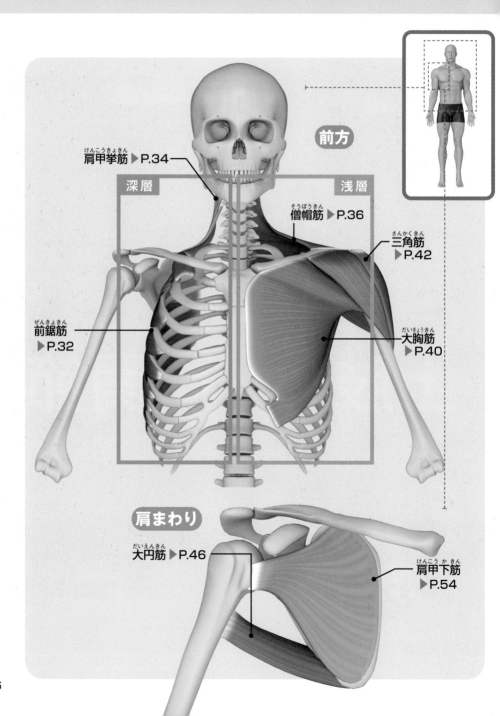

前方

深層　浅層

肩甲挙筋 ▶P.34

僧帽筋 ▶P.36

三角筋 ▶P.42

前鋸筋 ▶P.32

大胸筋 ▶P.40

肩まわり

大円筋 ▶P.46

肩甲下筋 ▶P.54

上肢体は上肢のつけ根の部位で、鎖骨及び肩甲骨からなり、それらに働く筋は、上肢の運動に関与する。いわゆる肩の運動は、肩関節と肩甲帯（肩甲骨を中心にした部位）の統合運動である。肩関節のみの運動範囲は限られているが、肩甲帯の運動が加わることにより、広範囲で多方向の運動が可能になる。

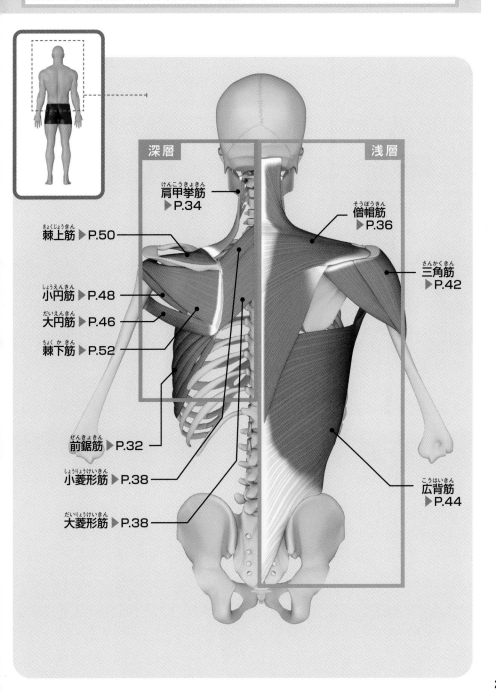

深層

浅層

肩甲挙筋（けんこうきょきん）▶P.34

僧帽筋（そうぼうきん）▶P.36

棘上筋（きょくじょうきん）▶P.50

三角筋（さんかくきん）▶P.42

小円筋（しょうえんきん）▶P.48

大円筋（だいえんきん）▶P.46

棘下筋（きょくかきん）▶P.52

前鋸筋（ぜんきょきん）▶P.32

小菱形筋（しょうりょうけいきん）▶P.38

広背筋（こうはいきん）▶P.44

大菱形筋（だいりょうけいきん）▶P.38

肩関節の外転・内転

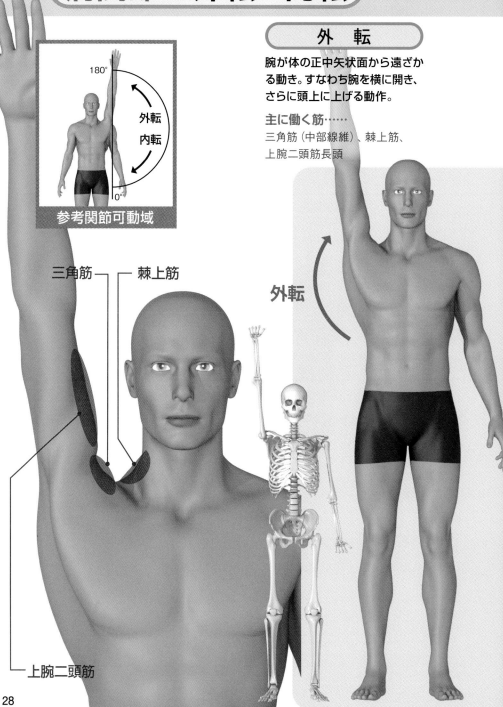

外　転

腕が体の正中矢状面から遠ざかる動き。すなわち腕を横に開き、さらに頭上に上げる動作。

主に働く筋……
三角筋（中部線維）、棘上筋、上腕二頭筋長頭

180°

外転
内転

0°

参考関節可動域

三角筋 — 棘上筋

外転

上腕二頭筋

28

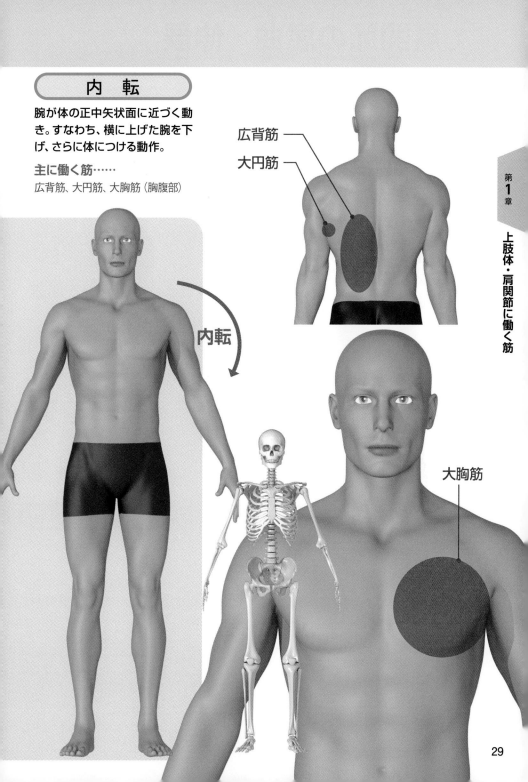

内 転

腕が体の正中矢状面に近づく動き。すなわち、横に上げた腕を下げ、さらに体につける動作。

主に働く筋……
広背筋、大円筋、大胸筋（胸腹部）

広背筋
大円筋

内転

大胸筋

肩関節の屈曲・伸展

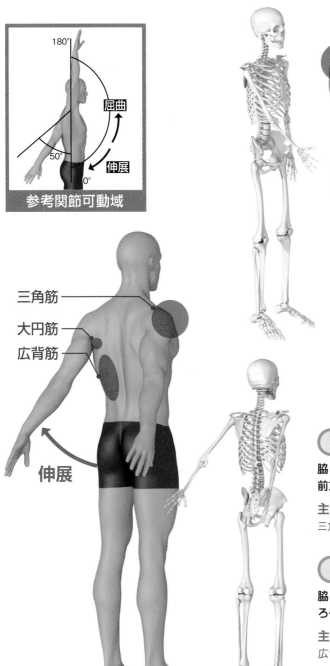

180°

屈曲

50°

伸展

0°

参考関節可動域

三角筋

大胸筋

屈曲

三角筋

大円筋

広背筋

伸展

屈　曲

脇に下ろした腕を真っすぐに前方に上げていく動作。

主に働く筋……
三角筋（前・中部）、大胸筋（鎖骨部）

伸　展

脇に下ろした腕を真っすぐ後ろへ引く動作。

主に働く筋……
広背筋、三角筋（後部）、大円筋

肩関節の外旋・内旋

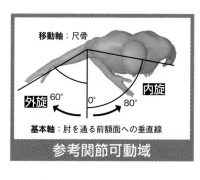

移動軸：尺骨

外旋 60° 0° 80° 内旋

基本軸：肘を通る前額面への垂直線

参考関節可動域

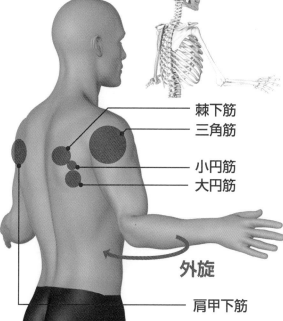

棘下筋
三角筋
小円筋
大円筋

外旋

肩甲下筋

外　旋

肘を直角に曲げて前腕を外側
に開く動作。

主に働く筋……

棘下筋、小円筋、三角筋（後部）

三角筋

大胸筋

内旋

内　旋

肘を直角に曲げて前腕を正
中矢状面に近づける動作。

主に働く筋……

肩甲下筋、大胸筋、広背筋、
大円筋、三角筋（前部）

31

前鋸筋

ぜんきょきん

側胸部にある鋸歯状をした筋片の大きな筋。胸郭と肩甲骨の間を走る。

支配神経

長胸神経（C5〜7（8））

主な働き

肩甲骨の前進（外転）、上部は下方回旋、下部は上方回旋、肩甲骨が固定するときに肋骨の挙上。

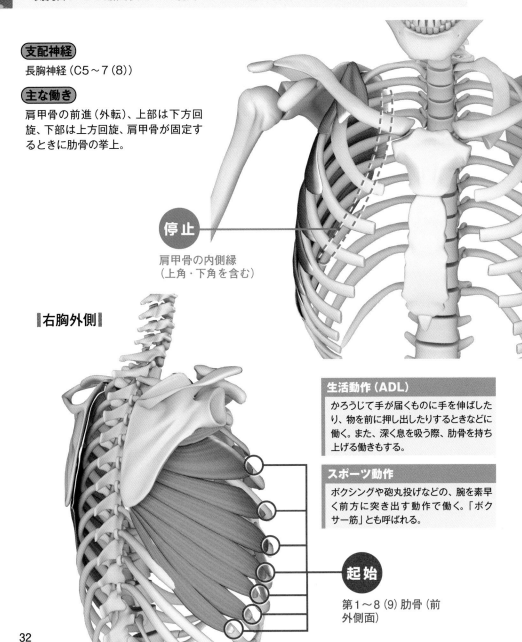

停止

肩甲骨の内側縁
（上角・下角を含む）

右胸外側

生活動作（ADL）

かろうじて手が届くものに手を伸ばしたり、物を前に押し出したりするときなどに働く。また、深く息を吸う際、肋骨を持ち上げる働きもする。

スポーツ動作

ボクシングや砲丸投げなどの、腕を素早く前方に突き出す動作で働く。「ボクサー筋」とも呼ばれる。

起始

第1〜8（9）肋骨（前外側面）

Training & Stretch トレーニング & ストレッチ

バーベル・プルオーバー

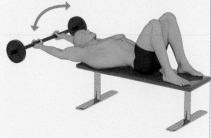

両腕を伸ばしてバーベルを握り、息を吸いながら頭の後ろに下ろし、息を吐きながら元の位置に戻す。

ダンベル・プルオーバー

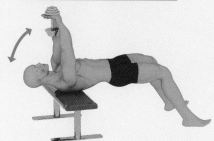

両手で持ったダンベルを、息を吸いながら頭の後ろに下ろし、吐きながら元の位置に戻す。

インクライン・ダンベルプレス

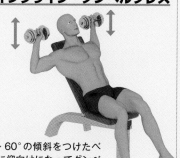

45 ～ 60°の傾斜をつけたベンチに仰向けになってダンベルを持ち、胸の高さまで下ろしてから上げる。

仰向けでの全身ストレッチ

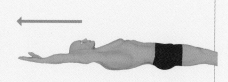

仰向けになり、両腕を上に伸ばし、全身を可能な限り伸ばす。

正座位で両手を前方に伸ばすストレッチ

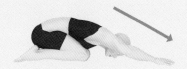

正座した状態から、両手を前方に伸ばす。頭部を前方に落とし、臀部は両足から離さない。

頭上に手を置くストレッチ

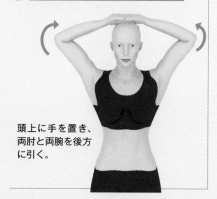

頭上に手を置き、両肘と両腕を後方に引く。

肩甲挙筋

けんこうきょきん

頸部側方に位置し、僧帽筋と共に働く。いわゆる肩こりを引き起こす筋。寝ちがえの筋ともいわれる。

‖後方‖

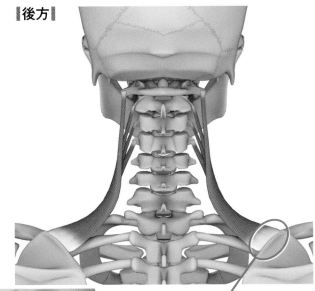

（支配神経）

肩甲背神経（C2～5）

（主な働き）

肩甲骨の挙上、下方回旋

停止 肩甲骨の上角、
内側縁上部

‖右側方‖

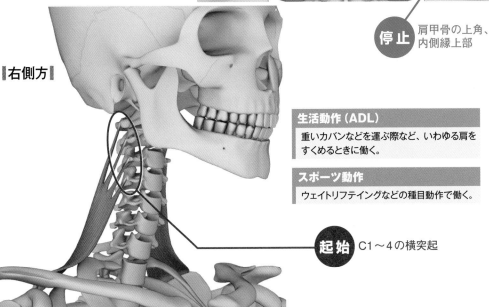

生活動作（ADL）

重いカバンなどを運ぶ際など、いわゆる肩をすくめるときに働く。

スポーツ動作

ウェイトリフテイングなどの種目動作で働く。

起始 C1～4の横突起

Training & Stretch トレーニング＆ストレッチ

アップライトロウ

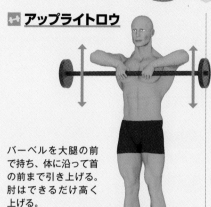

バーベルを大腿の前で持ち、体に沿って首の前まで引き上げる。肘はできるだけ高く上げる。

バーベルシュラッグ

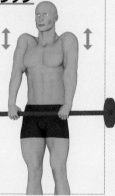

バーベルを肩幅よりやや広めに持って、息を吸いながら両肩を持ち上げる。

ダンベルシュラッグ

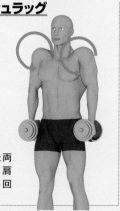

ダンベルを持った両腕を体の横につけ、肩を引き上げながら回す。

首を横に倒すストレッチ

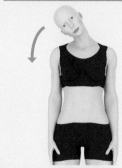

耳を肩にゆっくり近づける。

首を横に向けるストレッチ

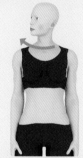

首を肩の方にゆっくり回す。

首を前に倒すストレッチ

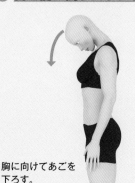

胸に向けてあごを下ろす。

35

僧帽筋

そうぼうきん

肩関節の上部を覆う片方が三角形の平らな筋。両側でみると菱形のようで僧帽に似ていることから僧帽筋と名づけられた。上部線維、中部線維、下部線維の3部に分けられ、それぞれ働きも異なる。三角筋を補助し、肩甲骨を安定させる働きをする。この筋の過緊張がいわゆる肩こりを引き起こす。

上部線維：後頭骨上項線、外後頭隆起、項靱帯を介して頚椎の棘突起

中部線維：T1〜6の棘突起、棘上靱帯

下部線維：T7〜12の棘突起、棘上靱帯

起始

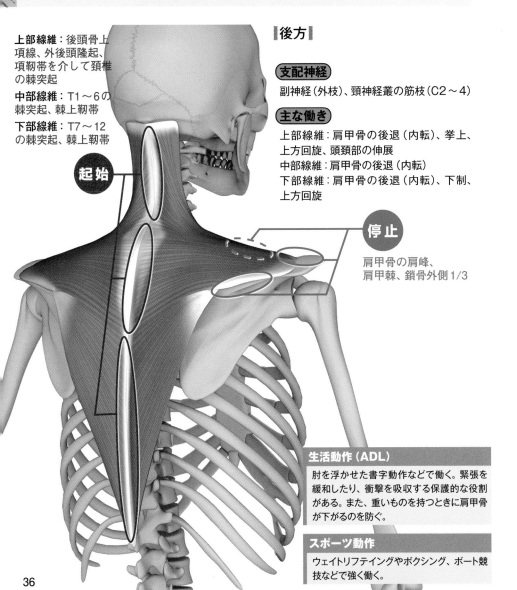

‖**後方**‖

支配神経

副神経（外枝）、頚神経叢の筋枝（C2〜4）

主な働き

上部線維：肩甲骨の後退（内転）、挙上、上方回旋、頭頚部の伸展
中部線維：肩甲骨の後退（内転）
下部線維：肩甲骨の後退（内転）、下制、上方回旋

停止

肩甲骨の肩峰、肩甲棘、鎖骨外側1/3

生活動作（ADL）

肘を浮かせた書字動作などで働く。緊張を緩和したり、衝撃を吸収する保護的な役割がある。また、重いものを持つときに肩甲骨が下がるのを防ぐ。

スポーツ動作

ウェイトリフテイングやボクシング、ボート競技などで強く働く。

Training & Stretch トレーニング & ストレッチ

ダンベルシュラッグ

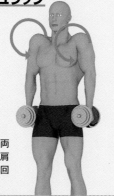

ダンベルを持った両腕を体の横につけ、肩を引き上げながら回す。

バーベルシュラッグ

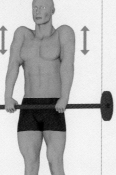

バーベルを肩幅よりやや広めに持って、息を吸いながら両肩を持ち上げる。

ラテラルレイズ

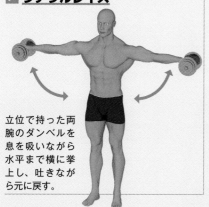

立位で持った両腕のダンベルを息を吸いながら水平まで横に挙上し、吐きながら元に戻す。

首を前に倒すストレッチ

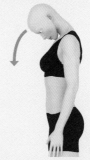

胸に向けてあごを下ろす。

首を横に倒すストレッチ

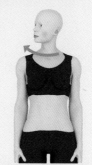

首を肩の方にゆっくり回す。

肩を抱え込むストレッチ

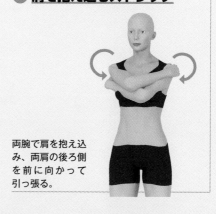

両腕で肩を抱え込み、両肩の後ろ側を前に向かって引っ張る。

大・小菱形筋

だい・しょうりょうけいきん

僧帽筋に覆われる薄い菱形の筋。胸椎から起こるものを大菱形筋、頸椎から起こるものを小菱形筋という。

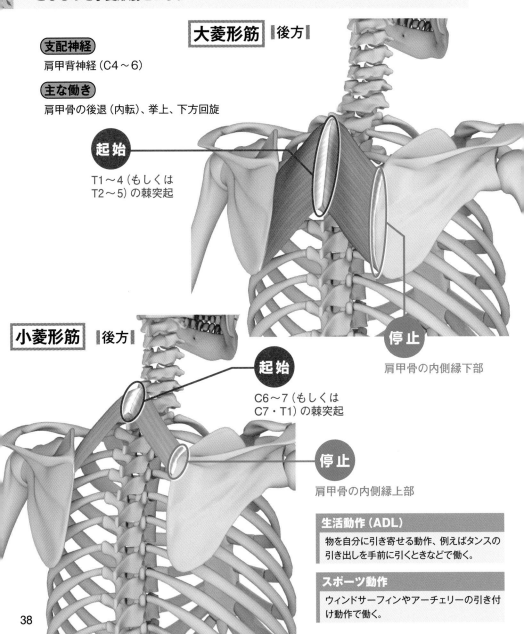

大菱形筋 ‖後方‖

（支配神経）

肩甲背神経（C4～6）

（主な働き）

肩甲骨の後退（内転）、挙上、下方回旋

起始

T1～4（もしくは
T2～5）の棘突起

小菱形筋 ‖後方‖

起始

C6～7（もしくは
C7・T1）の棘突起

停止

肩甲骨の内側縁下部

停止

肩甲骨の内側縁上部

生活動作（ADL）

物を自分に引き寄せる動作、例えばタンスの引き出しを手前に引くときなどで働く。

スポーツ動作

ウィンドサーフィンやアーチェリーの引き付け動作で働く。

Training & Stretch
トレーニング&ストレッチ

🏃 チンニング

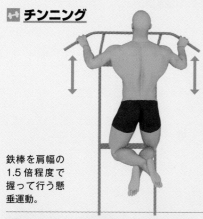

鉄棒を肩幅の
1.5倍程度で
握って行う懸
垂運動。

🏋 シーティッドロウ

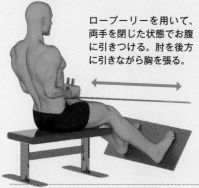

ロープーリーを用いて、
両手を閉じた状態でお腹
に引きつける。肘を後方
に引きながら胸を張る。

🏋 バーベル・プルオーバー

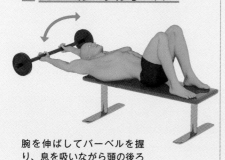

腕を伸ばしてバーベルを握
り、息を吸いながら頭の後ろ
に下ろし、吐きながら元の位
置に戻す。

🏊 腕を水平にして引きつけるストレッチ

肘を直角に曲げた
腕の上腕に、もう片
方の腕を水平にの
せ、肘を反対側の肩
に向けて引っ張る。

🏊 両腕を交差させるストレッチ

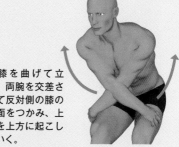

両膝を曲げて立
ち、両腕を交差さ
せて反対側の膝の
側面をつかみ、上
体を上方に起こし
ていく。

🏊 肩を抱え込むストレッチ

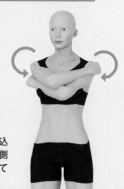

両腕で肩を抱え込
み、両肩の後ろ側
を前に向かって
引っ張る。

大胸筋

だいきょうきん

胸部表層の扇状の大きな筋で、いわゆる胸板を形成している。筋腹はその起始
の違いにより3部に分けられる。

前方

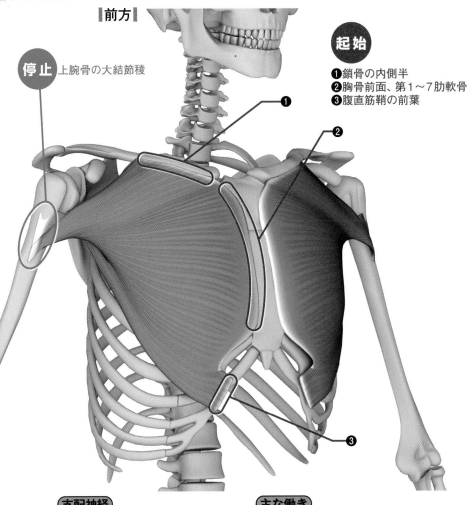

停止 上腕骨の大結節稜

起始

❶鎖骨の内側半
❷胸骨前面、第1〜7肋軟骨
❸腹直筋鞘の前葉

支配神経

内側および外側胸筋神経（C6〜T1）

主な働き

肩関節の内転、内旋、屈曲、水平屈曲。
また、吸気を助ける。

生活動作（ADL）

手をついて上肢を固定するときや大きなもの
を胸の前にて両手で抱える動作などで働く。

スポーツ動作

野球動作におけるバッティングやピッチン
グ、柔道、体操競技の吊り輪や鉄棒など。

Training & Stretch トレーニング&ストレッチ

🏋 ベンチプレス

ベンチに仰向けになり、握幅は肩幅より少し広く握り、息を吸いながらバーベルを胸まで下ろし、吐きながら上げる。

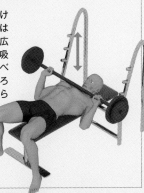

🤸 ダンベルフライ

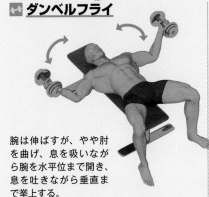

腕は伸ばすが、やや肘を曲げ、息を吸いながら腕を水平位まで開き、息を吐きながら垂直まで挙上する。

🤸 パラレルバーディップ

パラレルバーを使った腕の屈伸運動。

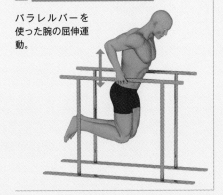

🧘 頭上に手を置くストレッチ

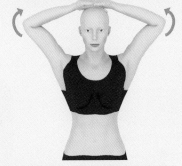

頭上に手を置き、両肘と両手を後方に引く。

🧘 背後で手を組むストレッチ

背後で手を組み、両手をゆっくり上げていく。

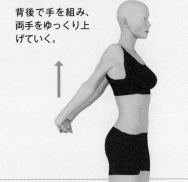

🧘 両手を壁に置くストレッチ

両手を壁に置き、ゆっくり両肩を下げていく。

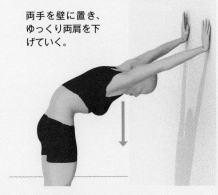

三角筋

さんかくきん

上腕骨頭を覆う三角形の筋であり、前部線維（鎖骨部）、中部線維（肩峰部）、後部線維（肩甲棘部）の3部に分けられる。

支配神経

腋窩神経（C5〜6）

主な働き

鎖骨部：肩関節の屈曲、内旋、外転、水平屈曲
肩峰部：肩関節の外転
肩甲棘部：肩関節の伸展、外旋、外転、水平伸展

起始

❶肩甲棘部：肩甲骨の肩甲棘下縁
❷肩峰部：肩甲骨の肩峰
❸鎖骨部：鎖骨の外側1/3の前縁

右肩側方

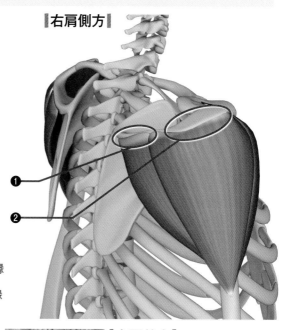

❶
❷

右肩前方

❸

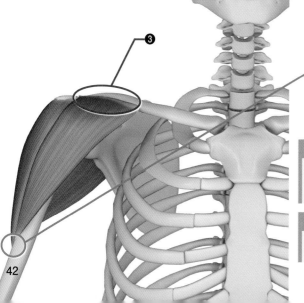

停止

上腕骨の三角筋粗面

生活動作（ADL）

腕を前方や側方に持ち上げる、側方の物に手を伸ばす、物を上へ持ち上げるときなどに働く。

スポーツ動作

ウェイトリフティングや陸上競技の投擲種目、およびラケット競技などで強く働く。

Training & Stretch トレーニング&ストレッチ

ショルダー・ダンベルプレス

背筋を伸ばし、ダンベルを肩の高さで構え、息を吐きながら腕が垂直になるまで挙上し、吸いながら下ろす。

背後で手を組むストレッチ

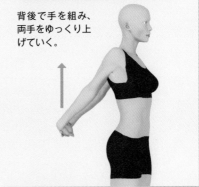

背後で手を組み、両手をゆっくり上げていく。

ラテラルレイズ

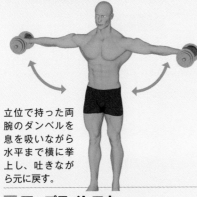

立位で持った両腕のダンベルを息を吸いながら水平まで横に挙上し、吐きながら元に戻す。

上腕を引きつけるストレッチ

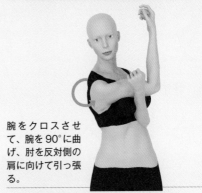

腕をクロスさせて、腕を90°に曲げ、肘を反対側の肩に向けて引っ張る。

アップライトロウ

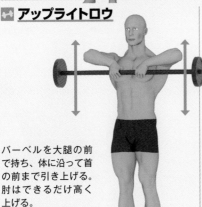

バーベルを大腿の前で持ち、体に沿って首の前まで引き上げる。肘はできるだけ高く上げる。

背後に手をつくストレッチ

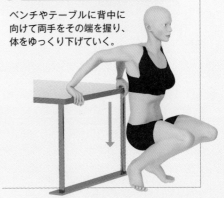

ベンチやテーブルに背中に向けて両手をその端を握り、体をゆっくり下げていく。

広背筋

こうはいきん

ヒトでは最も面積が大きく、ダイナミックなスポーツ動作には非常に重要な筋。
ちなみに「後ろに手をまわす筋」や「咳の筋」とも呼ばれることがある。

▌右後方▐

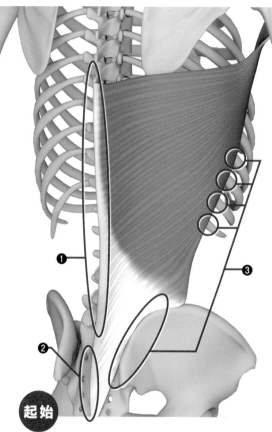

支配神経

胸背神経（C6〜8）

主な働き

肩関節の伸展（後方挙上）、内転、内旋

起始

❶T6（7）〜L5の棘突起（胸腰筋膜を介して）
❷正中仙骨稜
　せいちゅうせんこつりょう
❸腸骨稜の後方、第9〜12肋骨、肩甲骨下角

生活動作（ADL）

腕を後方または下方に引く動作で働く。例えばお尻を拭く動作など。また松葉杖歩行などでも強く働く。

スポーツ動作

懸垂やボートを漕ぐ動作などで働く。

▌後方▐

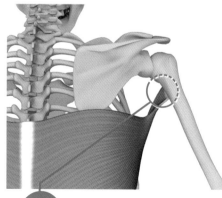

停止　上腕骨の小結節稜

Training & Stretch トレーニング&ストレッチ

フロント・ラットプルダウン

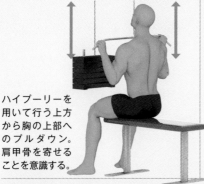

ハイプーリーを用いて行う上方から胸の上部へのプルダウン。肩甲骨を寄せることを意識する。

シーティッドロウ

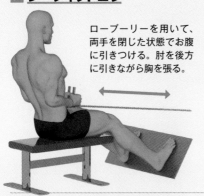

ローブーリーを用いて、両手を閉じた状態でお腹に引きつける。肘を後方に引きながら胸を張る。

ベントオーバーロウ

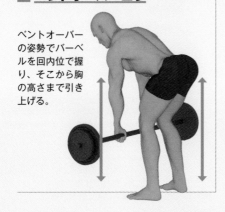

ベントオーバーの姿勢でバーベルを回内位で握り、そこから胸の高さまで引き上げる。

頭上伸ばした両腕を交差させるストレッチ

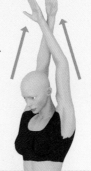

頭上で両腕を交差させ、手を上に伸ばす。

肩を抱え込むストレッチ

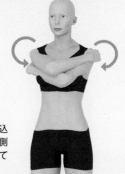

両腕で肩を抱え込み、両肩の後ろ側を前に向かって引っ張る。

正座位で両手を前方に伸ばすストレッチ

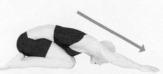

正座した状態から、両手を前方に伸ばす。頭部を前方に落とし、臀部は両足から離さない。

大円筋

だいえんきん

小円筋の下方に位置する長円錘状の筋。広背筋と作用や停止の位置が同じため、広背筋の代表的な補助筋といえる。

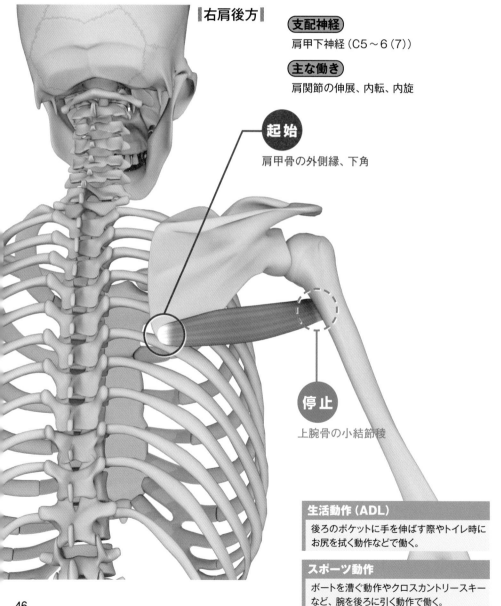

┃右肩後方┃

支配神経

肩甲下神経（C5～6（7））

主な働き

肩関節の伸展、内転、内旋

起始

肩甲骨の外側縁、下角

停止

上腕骨の小結節稜

生活動作（ADL）

後ろのポケットに手を伸ばす際やトイレ時にお尻を拭く動作などで働く。

スポーツ動作

ボートを漕ぐ動作やクロスカントリースキーなど、腕を後ろに引く動作で働く。

Training & Stretch
トレーニング&ストレッチ

🦴 クローズグリップ・ラットプルダウン

両グリップが近い特殊なハンドルとハイプーリーを用いた上方からの胸部へのプルダウン。

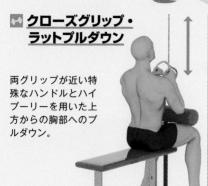

🏃 両手を壁に置くストレッチ

両手を壁に置き、ゆっくり両肩を下げていく。

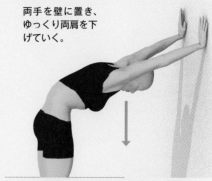

🦴 ダンベル・プルオーバー

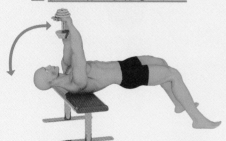

両手でダンベルを持ち、息を吸いながら頭の後ろに下ろし、吐きながら元の位置に戻す。

🏃 上に向けた肘を下に引っ張るストレッチ

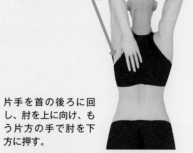

片手を首の後ろに回し、肘を上に向け、もう片方の手で肘を下方に押す。

🦴 ワンアーム・ダンベルロウ

ベントオーバーの姿勢で、片手に持ったダンベルをできるだけ高く持ち上げる。

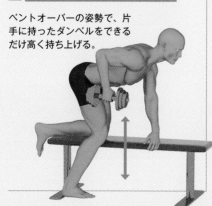

🏃 肩を抱え込むストレッチ

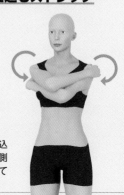

両腕で肩を抱え込み、両肩の後ろ側を前に向かって引っ張る。

小円筋

しょうえんきん

棘下筋の下に位置し、長円錐状で断面は円形の筋。大円筋と名前は似ているが、機能も支配神経も異なるので注意。

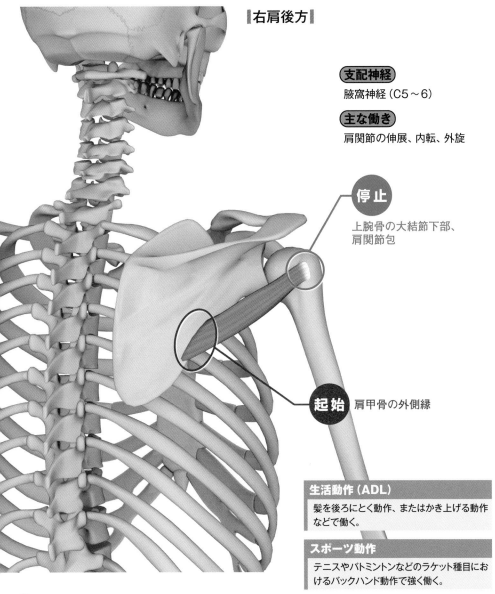

右肩後方

支配神経

腋窩神経（C5〜6）

主な働き

肩関節の伸展、内転、外旋

停止

上腕骨の大結節下部、肩関節包

起始 肩甲骨の外側縁

生活動作（ADL）

髪を後ろにとく動作、またはかき上げる動作などで働く。

スポーツ動作

テニスやバドミントンなどのラケット種目におけるバックハンド動作で強く働く。

Training & Stretch
トレーニング&ストレッチ

🐕 インクライン・ダンベルプレス

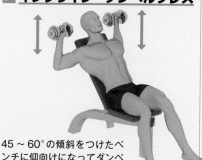

45～60°の傾斜をつけたベンチに仰向けになってダンベルを持ち、胸の高さまで下ろしてから上げる。

🐕 インクラインプレス

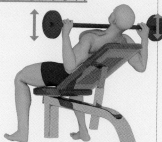

45～60°の傾斜をつけたベンチに仰向けになってバーベルを持ち、息を吸いながら胸の高さまで下ろし、吐きながら上げる。

🏊 肘を外側に向けるストレッチ

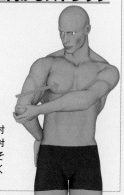

片手を腰に当てて肘を外側に向け、反対の手を伸ばして、その肘を前方にゆっくり引っ張る。

🏊 上に向けた肘を下に引っ張るストレッチ

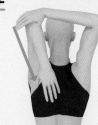

片手を首の後ろに回し、肘を上に向け、もう片方の手で肘を下方に押す。

🏊 正座位で両手を前方に伸ばすストレッチ

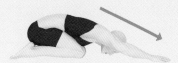

両腕で肩を抱え込み、両肩の後ろ側を前に向かって引っ張る。

🏊 両腕を交差させるストレッチ

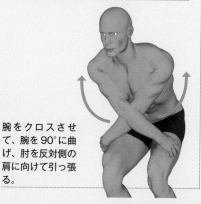

腕をクロスさせて、腕を90°に曲げ、肘を反対側の肩に向けて引っ張る。

棘上筋

きょくじょうきん

僧帽筋と三角筋に覆われる三角形の筋。ローテーターカフ（回旋筋腱板）の1つとして、肩関節の下方脱臼を防止する。しかし、ローテーターカフ（回旋筋腱板）の中で最も損傷を受けやすいとされている。

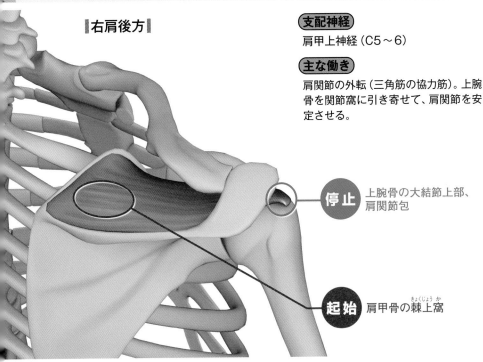

‖右肩後方‖

支配神経
肩甲上神経（C5～6）

主な働き
肩関節の外転（三角筋の協力筋）。上腕骨を関節窩に引き寄せて、肩関節を安定させる。

停止 上腕骨の大結節上部、肩関節包

起始 肩甲骨の棘上窩

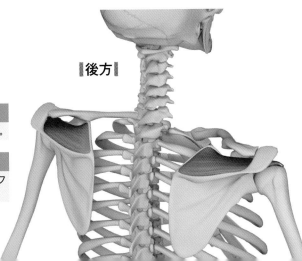

‖後方‖

生活動作（ADL）
体の横でカバンや荷物を保持する動作で働く。

スポーツ動作
野球のピッチング、バッティング動作やゴルフのスイングなどで働く。

Training & Stretch
トレーニング＆ストレッチ

⚫ マシン・ロウ

専用のマシンにて前方から胸腹部への引きつける運動。肘を後方へ引きながら胸を張る。

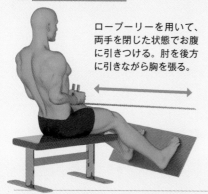

⚫ シーティッドロウ

ロープーリーを用いて、両手を閉じた状態でお腹に引きつける。肘を後方に引きながら胸を張る。

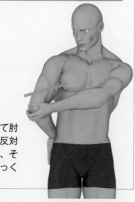

⚫ 腕を水平にして引きつけるストレッチ

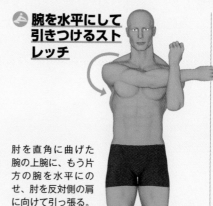

肘を直角に曲げた腕の上腕に、もう片方の腕を水平にのせ、肘を反対側の肩に向けて引っ張る。

⚫ 上腕を引きつけるストレッチ

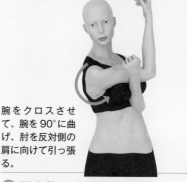

腕をクロスさせて、腕を90°に曲げ、肘を反対側の肩に向けて引っ張る。

⚫ 肘を外側に向けるストレッチ

片手を腰に当てて肘を外側に向け、反対の手を伸ばして、その肘を前方にゆっくり引っ張る。

⚫ 肩を抱え込むストレッチ

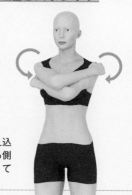

両腕で肩を抱え込み、両肩の後ろ側を前に向かって引っ張る。

棘下筋

きょくかきん

肩甲棘の下方にある三角形の筋。小円筋と同様、上腕外旋の主力筋。ローテーターカフ(回旋筋腱板)の中では棘上筋の次に損傷しやすい。

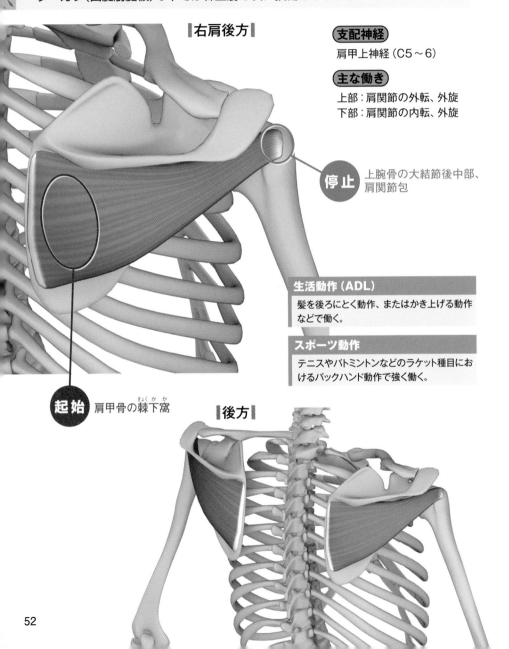

‖右肩後方‖

支配神経

肩甲上神経（C5～6）

主な働き

上部：肩関節の外転、外旋
下部：肩関節の内転、外旋

停止 上腕骨の大結節後中部、肩関節包

生活動作（ADL）

髪を後ろにとく動作、またはかき上げる動作などで働く。

スポーツ動作

テニスやバドミントンなどのラケット種目におけるバックハンド動作で強く働く。

起始 肩甲骨の棘下窩

‖後方‖

Training & Stretch トレーニング＆ストレッチ

■ ペクデック・マシン・リアーラテラルレイズ

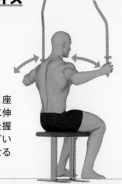

専用のマシンに座り、両腕を前方に伸ばしてグリップを握り、両腕を開いていく。肩甲骨を寄せるように意識する。

■ ベントオーバー・ラテラルレイズ

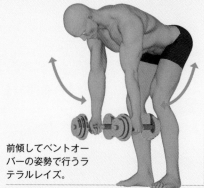

前傾してベントオーバーの姿勢で行うラテラルレイズ。

■ ワンアーム・ダンベルロウ

ベントオーバーの姿勢で、片手に持ったダンベルをできるだけ高く持ち上げる。

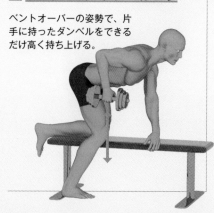

■ 肘を外側に向けるストレッチ

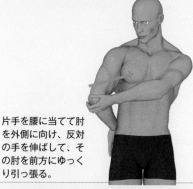

片手を腰に当てて肘を外側に向け、反対の手を伸ばして、その肘を前方にゆっくり引っ張る。

■ 上腕を引きつけるストレッチ

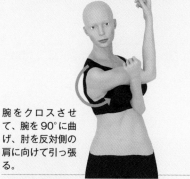

腕をクロスさせて、腕を90°に曲げ、肘を反対側の肩に向けて引っ張る。

■ 肩を抱え込むストレッチ

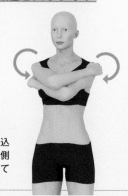

両腕で肩を抱え込み、両肩の後ろ側を前に向かって引っ張る。

肩甲下筋

けんこうかきん

肩甲骨の肋骨面から起こる三角形の多羽状筋で、肩甲骨と胸郭の間を走る。広背筋、大円筋と共に肩関節の内旋筋。ローテーターカフ（回旋筋腱板）を構成する1つの筋として、肩関節の安定化に貢献している。

‖前方‖

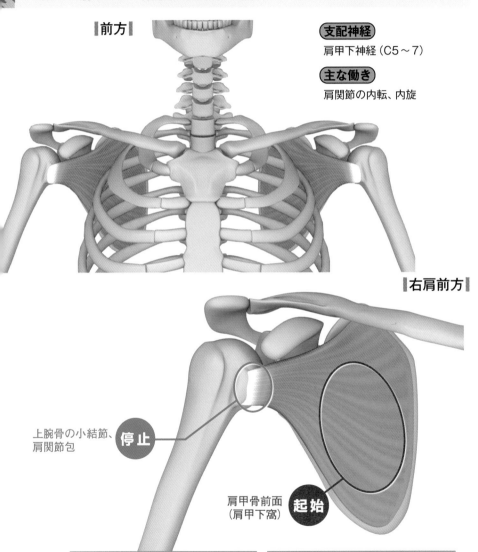

支配神経
肩甲下神経（C5〜7）

主な働き
肩関節の内転、内旋

‖右肩前方‖

上腕骨の小結節、
肩関節包 — **停止**

起始
肩甲骨前面
（肩甲下窩）

生活動作（ADL）
後ろのポケットに手を伸ばす際やトイレ時にお尻を拭く動作などで働く。

スポーツ動作
リレー競技において、前走者からバトンを受け取る際に働く。

Training & Stretch
トレーニング & ストレッチ

🔲 マシン・ロウ

専用のマシンに
て前方から胸腹
部への引きつけ
る運動。肘を後
方へ引きながら
胸を張る。

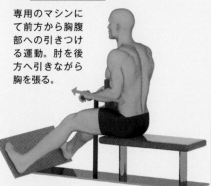

🔲 上腕を前方に回転させる ストレッチ

肘を直角に曲げた腕
を上腕が地面と水平
になる高さに上げ、
前腕を垂直に立てて、
後ろから通した棒を
握って前方に引っ張
る。もう片方の手は
棒の下部を握る。

🔲 シーティッドロウ

ロープーリーを用いて、
両手を閉じた状態でお腹
に引きつける。肘を後方
に引きながら胸を張る。

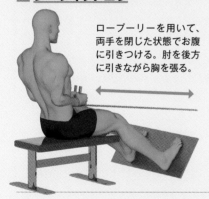

🔲 上腕を後方に回転させる ストレッチ

肘を直角に曲げた腕
を上腕が地面と水平
になる高さに上げ、
前腕を垂直に下して、
後ろから通した棒を
握って前方に引っ張
る。もう片方の手は
棒の上部を握る。

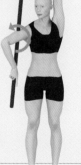

Column　ローテーターカフについて

　ローテーターカフは、4つの筋肉とその腱からなるグループの通称で、肩複合体の運動時に強度と安定性を提供する筋群である。棘上筋（Supraspinatus）、棘下筋（Infraspinatus）、小円筋（Teres minor）、肩甲下筋（Subscapularis）の頭文字をとってSITS筋とも呼ばれる。これらの筋肉は肩甲骨に起始し、上腕骨頸部に停止し、肩甲上腕関節の周囲にカフを形成している。各々の筋は屈曲、外転、内旋、外旋など上肢のさまざまな動作で使われる。これらは、ほとんどすべての肩の動きにおいて必要で、肩甲帯全体の機能を維持するためには4つの筋においてバランスのとれた強度と柔軟性が必要となる。ローテーターカフは、グループとして関節窩の中で上腕骨頭を微調整することで、肩関節を安定させる役割を担っている。

アスリートに大切なカリウム（Potassium）のお話

カリウムは、ナトリウムと並んでミネラルの代表格であり、神経伝達で重要な役割を果たし、このカリウムが不足すると高血圧やむくみの原因になると言われている。

カリウムが不足すると、単純に血圧が上がるだけではなく、血圧上昇に関係する食塩に反応しやすくなること分かっている。塩分のとりすぎが血圧の上昇に関係する一方、カリウムの摂取で余分な塩分が排出され、血圧を下げる効果がある。なぜならカリウムは、体内の塩分と水分をくっつけてくれ、水分を摂ることで尿量が多くなる。しかし果物や野菜不足をはじめ、カリウムは意識しないと不足しがちになる。ナトリウムの尿中排泄を促す働きがあるため、日本食によりナトリウムの摂取量の多い日本人は、しっかり摂りたい栄養素といえる。カリウムの摂取量を増やすことで、血圧低下、脳卒中予防につながることが報告されている。

このカリウムは主に野菜類（アスパラガス、ブロッコリー、ほうれん草など）、いも類、果物類（プルーン、バナナなど）、海草類に多く含まれている。成人のカリウムの1日摂取量の目安は3500mgと言われている。このカリウムは煮たり、茹でたりすると溶け出してしまうので、食べ方としてはスープにしたり、煮汁ごと摂取できるように工夫した方が良いだろう。家系に高血圧の人が多い場合、塩分を控えた食事をしつつ、バナナとリンゴを積極的に食べると良い。

アスリートにとってカリウムは神経や筋肉の興奮伝導にも関与しており、不足すると運動中に足がつったり、筋肉のけいれんを起こす原因にもなる。そうならないために、日頃から野菜や果物を十分に食べることが大切であり、とくに運動中、発汗量が多いときにはカリウムを補うことでそれらを予防することができる。日本人のアスリートにとってはナトリウムよりもむしろカリウムの摂取に着目する方が重要かもしれない。

カリウムはカラダのむくみも解消できる。むくみの原因は塩分と水分の過剰摂取であり、カリウムを定期的に摂取することにより細胞の水分代謝を活性化し、体に溜まった汚れた水と塩分を一緒に輩出することが期待できる。ボディビルダーのコンテスト前の調整にもこのことは非常に重要となる。

しかしこのカリウムについて腎臓機能に障害を持っている方などは、調整がうまくできず高カリウム血症などになってしまうこともあるのでカリウムの摂取には注意する必要があることを付け加えておく。

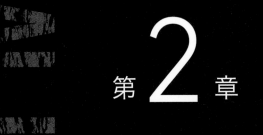

第 2 章

肘関節・手関節・手指に働く筋

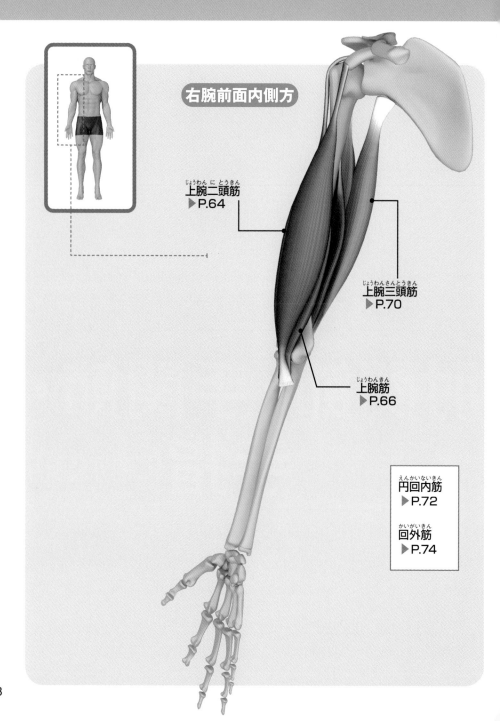

右腕前面内側方

上腕二頭筋（じょうわんにとうきん）
▶P.64

上腕三頭筋（じょうわんさんとうきん）
▶P.70

上腕筋（じょうわんきん）
▶P.66

円回内筋（えんかいないきん）
▶P.72

回外筋（かいがいきん）
▶P.74

肘関節に働く代表的な筋は、肘の屈伸運動にかかわる上腕二頭筋と上腕三頭筋である。前腕から手指までの筋群は力のいる仕事や作業に力を発揮し、手指の筋群は指の繊細な動きで働く。

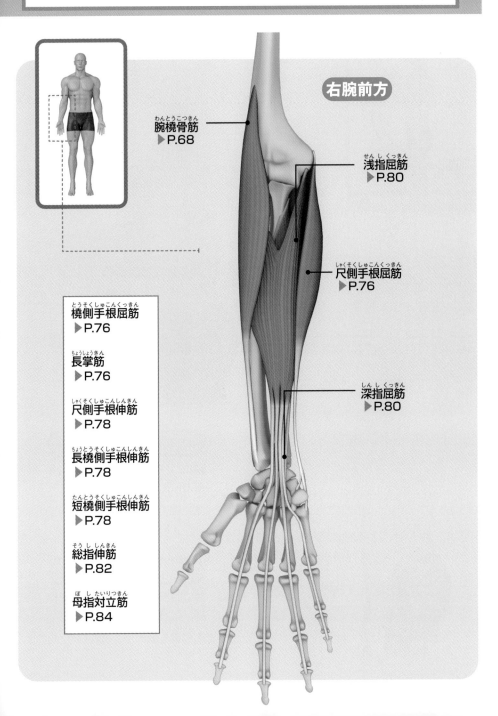

右腕前方

腕橈骨筋
わんとうこつきん
▶P.68

浅指屈筋
せんし くっきん
▶P.80

尺側手根屈筋
しゃくそくしゅこんくっきん
▶P.76

深指屈筋
しん し くっきん
▶P.80

橈側手根屈筋
とうそくしゅこんくっきん
▶P.76

長掌筋
ちょうしょうきん
▶P.76

尺側手根伸筋
しゃくそくしゅこんしんきん
▶P.78

長橈側手根伸筋
ちょうとうそくしゅこんしんきん
▶P.78

短橈側手根伸筋
たんとうそくしゅこんしんきん
▶P.78

総指伸筋
そうし しんきん
▶P.82

母指対立筋
ぼ し たいりつきん
▶P.84

肘関節の屈曲・伸展

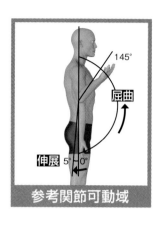

145°

屈曲

伸展 5° 0°

参考関節可動域

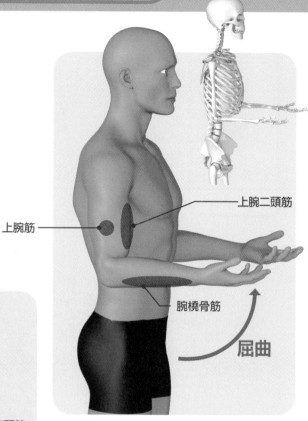

上腕二頭筋

上腕筋

腕橈骨筋

屈曲

上腕三頭筋

伸展

屈　曲

脇につけた肘を曲げて、前腕を
前方に上げる動作。

主に働く筋……
上腕二頭筋、上腕筋、腕橈骨筋

伸　展

脇につけて曲げた腕を、肘を伸
ばして、腕を伸ばす動作。

主に働く筋……
上腕三頭筋

前腕の回外・回内

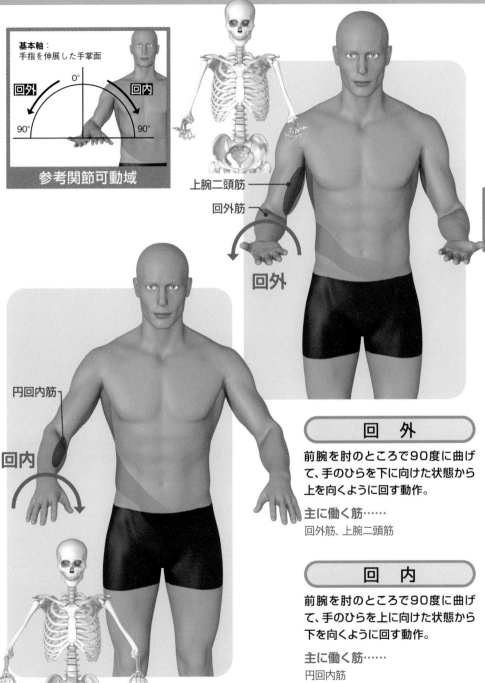

基本軸：
手指を伸展した手掌面

回外　0°　回内

90°　90°

参考関節可動域

上腕二頭筋

回外筋

回外

円回内筋

回内

回　外

前腕を肘のところで90度に曲げて、手のひらを下に向けた状態から上を向くように回す動作。

主に働く筋……
回外筋、上腕二頭筋

回　内

前腕を肘のところで90度に曲げて、手のひらを上に向けた状態から下を向くように回す動作。

主に働く筋……
円回内筋

61

手関節の屈曲・伸展

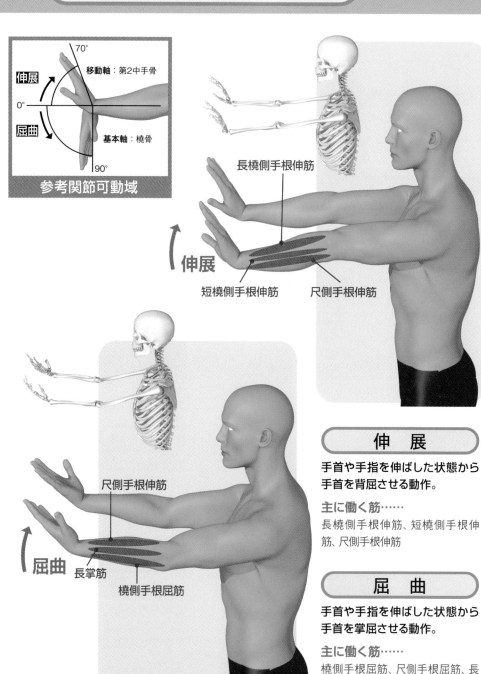

参考関節可動域

移動軸：第2中手骨
伸展
70°
0°
屈曲
基本軸：橈骨
90°

長橈側手根伸筋

伸展

短橈側手根伸筋　　尺側手根伸筋

尺側手根伸筋

屈曲　長掌筋

橈側手根屈筋

伸展

手首や手指を伸ばした状態から手首を背屈させる動作。

主に働く筋……

長橈側手根伸筋、短橈側手根伸筋、尺側手根伸筋

屈曲

手首や手指を伸ばした状態から手首を掌屈させる動作。

主に働く筋……

橈側手根屈筋、尺側手根屈筋、長掌筋

手関節の橈屈・尺屈

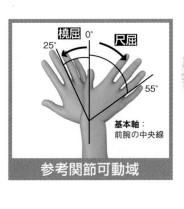

橈屈 0° 尺屈
25° 55°

基本軸：
前腕の中央線

参考関節可動域

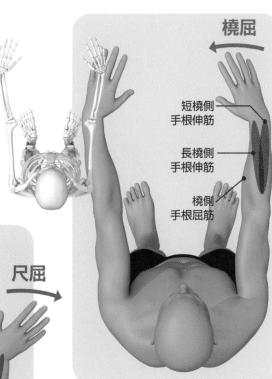

橈屈

短橈側
手根伸筋

長橈側
手根伸筋

橈側
手根屈筋

尺屈

尺側
手根伸筋

尺側
手根屈筋

橈　屈

手のひらを下に向けて、手首を曲げて
親指側を内側に動かす動作。

主に働く筋……
長橈側手根伸筋、短橈側手根伸筋、橈
側手根屈筋

尺　屈

手のひらを下に向けて、手首を曲げ
て小指側を外側に動かす動作。

主に働く筋……
尺側手根屈筋、尺側手根伸筋

上腕二頭筋

じょうわんにとうきん

上腕部の前面の浅層に位置する、いわゆる力こぶを形成する筋。外側に位置する長頭と内側に位置する短頭の2頭で構成される。肩関節と肘関節をまたぐ二関節筋。

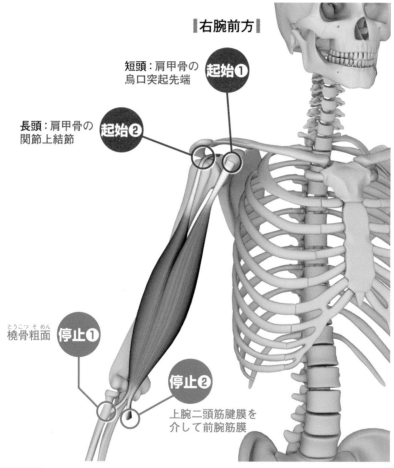

┃右腕前方┃

短頭：肩甲骨の
鳥口突起先端　**起始❶**

長頭：肩甲骨の
関節上結節　**起始❷**

とうこつ そ めん
橈骨粗面　**停止❶**

停止❷

上腕二頭筋腱膜を
介して前腕筋膜

支配神経

筋皮神経（C5〜6）

主な働き

肘関節の屈曲、前腕の回外、肩関節の
外転（長頭）、内転（短頭）

生活動作（ADL）

食事動作においてお皿から口へ肘を曲げながら、食べ物を口に運ぶ摂食動作で働く。

スポーツ動作

ボートを漕ぐ動作やロッククライミング、柔道などで強く働く。

Training & Stretch トレーニング & ストレッチ

🏋 ダンベルカール

ダンベルを両手に持ち、肘を固定して肘関節の屈曲を行う。ベンチに座って行う場合が多い。

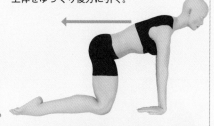

🤸 四つばいで前腕を伸ばすストレッチ

四つばいなり、前腕を前方に、両手を後方に向ける。そして上体をゆっくり後方に引く。

🏋 コンセントレーションカール

片腕にダンベルを持ち、肘関節の屈曲を行う。ベンチに座って、肘関節は大腿に固定する。

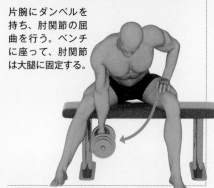

🤸 片腕を水平にするストレッチ

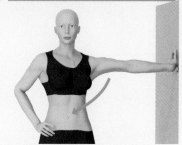

片腕を後方へ伸ばし、壁に手を当てる。そして体を伸ばしている腕から反対の方向に体をひねる。

🏋 バーベルカール

肩幅より少し広めに回外位でバーベルを握り、肘関節の屈曲を行う。肘を固定して行う。

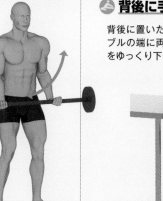

🤸 背後に手をつくストレッチ

背後に置いたベンチやテーブルの端に両手をつき、体をゆっくり下げていく。

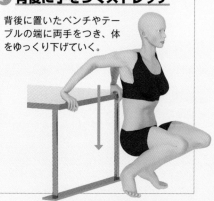

Brachialis（ブラキアリス）

上腕筋

じょうわんきん

上腕二頭筋の深層にある広い扁平な筋。肘を曲げる際には必ず働く。肘の主力屈筋。

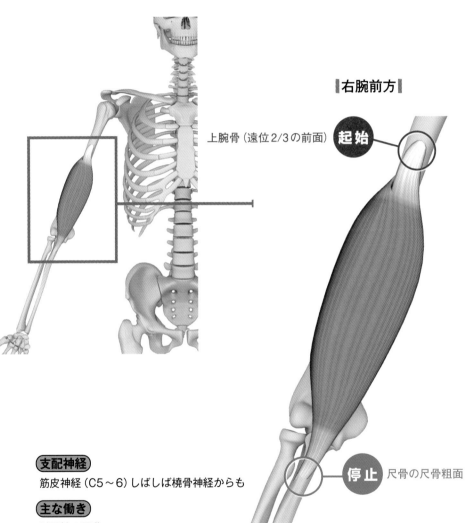

右腕前方

上腕骨（遠位2/3の前面）

起始

停止　尺骨の尺骨粗面

（支配神経）
筋皮神経（C5〜6）しばしば橈骨神経からも

（主な働き）
肘関節の屈曲

生活動作（ADL）
食事動作においてお皿から口へ肘を曲げながら、食べ物を口に運ぶ摂食動作で働く。また、物を拾い上げる動作などでも働く。

スポーツ動作
柔道や相撲などの格闘技やボート競技などで働く。

Training & Stretch トレーニング＆ストレッチ

🦴 ハンマーカール

両手に前腕中間位で
ダンベルを握り、両
腕で同時または左右
交互で肘関節を曲げ
伸ばしする。肘を固
定して行う。

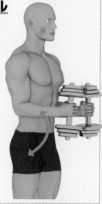

🧘 四つばいで前腕を伸ばす ストレッチ

四つばいなり、前腕を前方に、
両手を後方に向ける。そして
上体をゆっくり後方に引く。

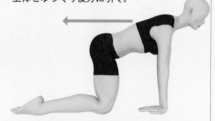

🦴 リバース・ バーベルカール

回内位でバーベルを大腿の前
で握り、そこから肘関節を曲
げ伸ばしする。肘を固定して
行う。

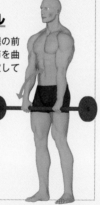

🧘 パートナーと行うストレッチ

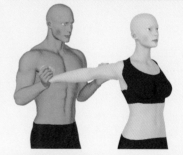

後方に伸ばした両腕をパートナーにつかん
でもらい、後方に引っ張ってもらう。

🦴 オルタネイト・ダンベルカール

ベンチに座って
ダンベルを両手
に持ち、肘関節
を交互に曲げ伸
ばしする。

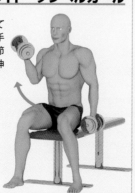

🧘 片腕を水平にするストレッチ

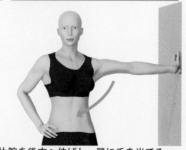

片腕を後方へ伸ばし、壁に手を当てる。
そして体を伸ばしている腕から反対の方
向に体をひねる。

腕橈骨筋

わんとうこつきん

橈骨神経に支配される唯一の屈筋で、前腕部の最も外側に位置する。前腕の伸筋群に属するが、肘の屈筋としても働く。

‖右腕前方‖

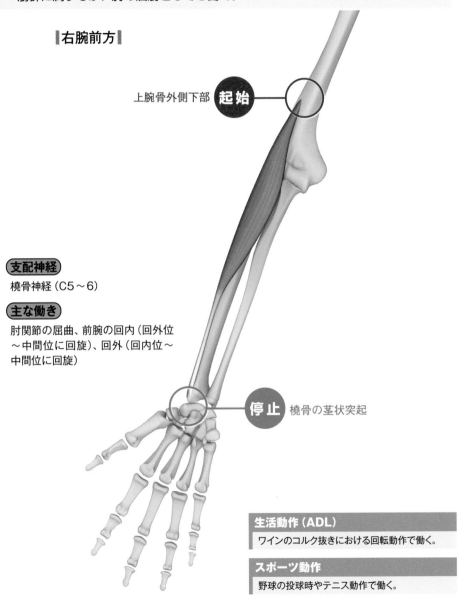

上腕骨外側下部 **起始**

支配神経
橈骨神経（C5～6）

主な働き
肘関節の屈曲、前腕の回内（回外位～中間位に回旋）、回外（回内位～中間位に回旋）

停止 橈骨の茎状突起

生活動作（ADL）
ワインのコルク抜きにおける回転動作で働く。

スポーツ動作
野球の投球時やテニス動作で働く。

Training & Stretch トレーニング&ストレッチ

🏋 ハンマーカール

両手に前腕中間位で
ダンベルを握り、両
腕で同時または左右
交互で肘関節を曲げ
伸ばしする。肘を固
定して行う。

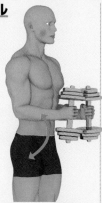

🤸 手指を下に向けるストレッチ

片方の腕の指先を下に向け
て手首を背屈させて前方に
伸ばし、もう片方の手で手
指をつかんで、体に向けて
引っ張る。

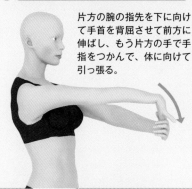

🏋 リバース・バーベルカール

回内位でバーベルを大腿の前
で握り、そこから肘関節を曲
げ伸ばしする。肘を固定して
行う。

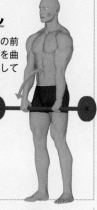

🤸 四つばいで前腕を伸ばすストレッチ

四つばいなり、前腕を前方に、
両手を後方に向ける。そして
体をゆっくり後方に引く。

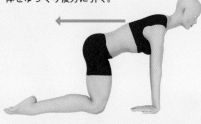

🏋 バーベルカール

肩幅より少し広めに
回外位でバーベルを
握って、肘関節の屈
曲を行う。肘を固定
して行う。

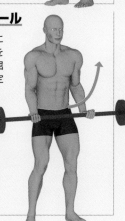

🤸 片腕を水平にするストレッチ

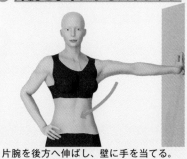

片腕を後方へ伸ばし、壁に手を当てる。
そして体を伸ばしている腕から反対の方
向に体をひねる。

上腕三頭筋

じょうわんさんとうきん

肘関節の最も強力な伸筋。3つの筋頭から構成され、長頭については肩関節と肘関節をまたぐ二関節筋。肘の伸展には内側頭が最も強く働く。

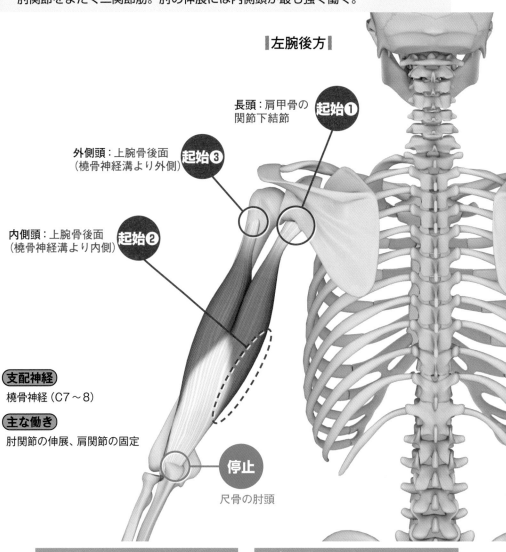

┃左腕後方┃

長頭：肩甲骨の
関節下結節　起始❶

外側頭：上腕骨後面
（橈骨神経溝より外側）　起始❸

内側頭：上腕骨後面
（橈骨神経溝より内側）　起始❷

支配神経

橈骨神経（C7〜8）

主な働き

肘関節の伸展、肩関節の固定

停止

尺骨の肘頭

生活動作（ADL）

ドアを前方に押して閉める動作やトレーニングの腕立て伏せにおける腕を伸ばす際などに働く。

スポーツ動作

投球動作や砲丸投げ、体操競技やウェイトリフティングなどで働く。

Training & Stretch
トレーニング & ストレッチ

⚡ プッシュダウン

ハイプーリーを
使って、両手で
握ったグリップ
を体に沿って上
下に動かすよう
に肘を曲げ伸ば
しする。肘を固
定して行う。

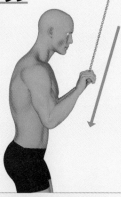

⚡ トライセップス・ディップ・ビィトゥイーンザベンチ

両手両足をそれぞ
れベンチについて
体を支え、肘を曲
げ伸ばしする。

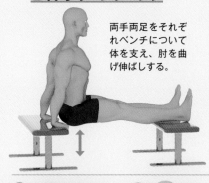

⚡ トライセップスキックバック

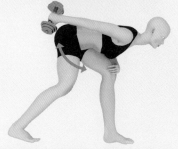

体幹を前傾させた姿勢で、片腕にダンベル
を持ち肘関節の曲げ伸ばしをする。

🤸 上腕を伸ばすストレッチ

片手を首の後ろに回
し、肘を上に向け、も
う片方の手で肘を下方
に押す。

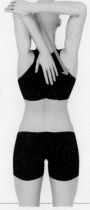

⚡ ライイング・トライセップスエクステンション

ベンチに仰向けになって、バーベ
ルを回内位で握り、肘を曲げて頭
上まで下ろしてから元の位置に戻
す。肘を固定して行う。

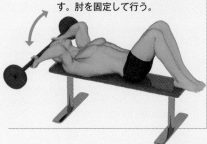

🤸 タオルを使って上腕を伸ばすストレッチ

タオルの端を持って肘
を曲げた腕を首の後ろ
に回して上腕を垂直に
立て、もう片方の手で
タオルの反対側の端を
持って引っ張る。

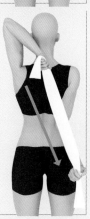

円回内筋

えんかいないきん

肘窩の内側縁を構成し、上腕骨と尺骨頭の2頭を区別する。

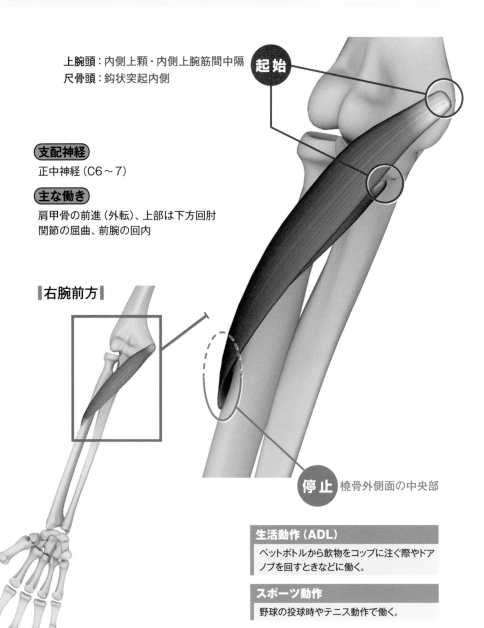

上腕頭：内側上顆・内側上腕筋間中隔
尺骨頭：鈎状突起内側

起始

支配神経

正中神経（C6〜7）

主な働き

肩甲骨の前進（外転）、上部は下方回肘
関節の屈曲、前腕の回内

右腕前方

停止 橈骨外側面の中央部

生活動作（ADL）

ペットボトルから飲物をコップに注ぐ際やドア
ノブを回すときなどに働く。

スポーツ動作

野球の投球時やテニス動作で働く。

Training & Stretch
トレーニング & ストレッチ

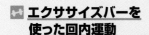 エクササイズバーを使った回内運動

短めの棒を持ち、肘を起点に前腕を円内させて上げる。

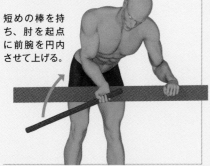

手のひらを外側に向けるストレッチ

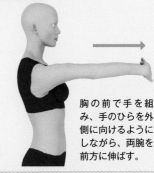

胸の前で手を組み、手のひらを外側に向けるようにしながら、両腕を前方に伸ばす。

バーベルカール

肩幅より少し広めに回外位でバーベルを握り、肘関節の屈曲を行う。肘を固定して行う。

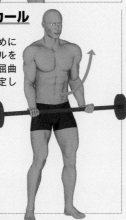

手指を下に向けるストレッチ

片方の腕の指を下に向けて手首を背屈させて前方に伸ばし、もう片方の手で指先をつかんで、体に向けて引っ張る。

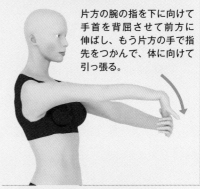

オルタネイト・ダンベルカール

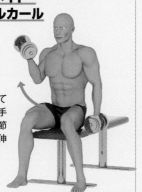

ベンチに座ってダンベルを両手に持ち、肘関節を交互に曲げ伸ばしする。

四つばいで前腕を伸ばすストレッチ

四つばいなり、前腕を前方に、両手を後方に向ける。そしてゆっくり後方へ動く。

回外筋

かいがいきん

肘の外側に位置し、橈骨頭を後方から回り込むように覆う。円回内筋や方形回内筋の拮抗筋として働く。

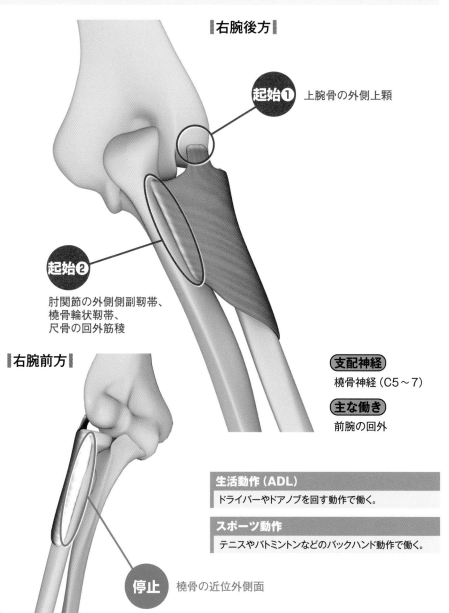

右腕後方

起始❶ 上腕骨の外側上顆

起始❷
肘関節の外側側副靭帯、
橈骨輪状靭帯、
尺骨の回外筋稜

右腕前方

支配神経
橈骨神経（C5〜7）

主な働き
前腕の回外

停止 橈骨の近位外側面

生活動作（ADL）
ドライバーやドアノブを回す動作で働く。

スポーツ動作
テニスやバトミントンなどのバックハンド動作で働く。

Training & Stretch トレーニング&ストレッチ

🏋 ダンベルを使った肘の屈曲運動

立位でダンベルを両手に持ち、肘関節を交互に曲げ伸ばしする。

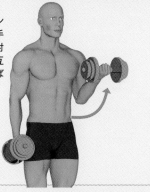

💪 棒の重みで前腕を円内させるストレッチ

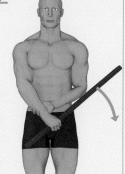

立位で、片手で棒を持ち、もう片方の手で前腕を支える。棒の重さを利用して、前腕を円内させる。

🏊 腕を伸ばし手首をひねるストレッチ

片方の腕の指先を上に向けて手首を屈曲させて前方に伸ばし、もう片方の手で手指をつかむ。つかまれた手のひらを外側に向けるようにひねり上げる。

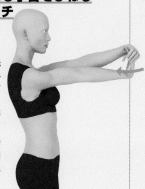

第2章 肘関節・手関節・手指に働く筋

Column 回内筋症候群とは？

　親指から薬指がしびれる障害として手根管症候群が代表的であるが、よく似た症状を出すものとして回内筋症候群がある。肘には多くの筋肉があり、この間をくぐり抜けるように通る正中神経が圧迫され、親指から薬指のしびれ、前腕の痛みや違和感、脱力などの症状が出る。重いものを持った

り、腕を回すような動作に関連する筋肉が緊張し、様々な箇所で神経が圧迫されることに起因する。比較的まれな障害であるが、手根管症候群の治療を受けているが長期に改善されないという場合、この回内筋症候群の可能性が考えられる。改善されない場合は、整形外科専門医の受診が推奨される。

尺側・橈側手根屈筋・長掌筋

しゃくそく・とうそくしゅこんくっきん・ちょうしょうきん

橈側手根屈筋、長掌筋、尺側手根屈筋は、前腕部の前面の浅層に位置する筋である。橈側から橈側手根屈筋、長掌筋、尺側手根屈筋の順に並ぶ。

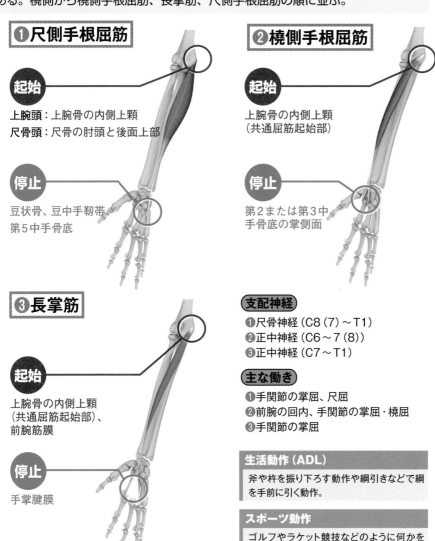

❶尺側手根屈筋

起始

上腕頭：上腕骨の内側上顆

尺骨頭：尺骨の肘頭と後面上部

停止

豆状骨、豆中手靭帯、第5中手骨底

❷橈側手根屈筋

起始

上腕骨の内側上顆（共通屈筋起始部）

停止

第2または第3中手骨底の掌側面

❸長掌筋

起始

上腕骨の内側上顆（共通屈筋起始部）、前腕筋膜

停止

手掌腱膜

支配神経

❶尺骨神経（C8（7）～T1）
❷正中神経（C6～7（8））
❸正中神経（C7～T1）

主な働き

❶手関節の掌屈、尺屈
❷前腕の回内、手関節の掌屈・橈屈
❸手関節の掌屈

生活動作（ADL）

斧や杵を振り下ろす動作や綱引きなどで綱を手前に引く動作。

スポーツ動作

ゴルフやラケット競技などのように何かを握ってプレーする競技で強く働く。

Training & Stretch トレーニング&ストレッチ

▣ 手関節のロール運動

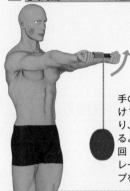

手のひらををを上に向けてグリップを握り、手首を屈曲させるようにグリップを回してバーベルプレートをつけたロープを巻き上げる。

▣ 手関節の屈曲運動

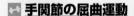

手のひらを上に向けてダンベルを持ち、手関節を曲げ伸ばしする。

▣ リストカール

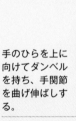

手のひらを上に向けてバーベルを持ち、手関節を曲げ伸ばしする。

▣ 手関節を伸ばすストレッチ

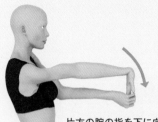

片方の腕の指を下に向けて手首を背屈させて前方に伸ばし、もう片方の手で指先をつかんで、体に向けて引っ張る。

▣ 手のひらを外側に向けるストレッチ

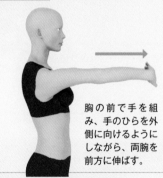

胸の前で手を組み、手のひらを外側に向けるようにしながら、両腕を前方に伸ばす。

▣ 四つばいで前腕を伸ばすストレッチ

四つばいなり、前腕を前方に、両手を後方に向ける。そして体をゆっくり後方に引く。

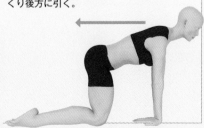

尺側・長橈側・短橈側手根伸筋

しゃくそく・ちょうとうそく・たんとうそくしゅこんしんきん

尺側手根伸筋は前腕後面の最も尺側を走る筋である。長橈側手根伸筋、短橈側手根伸筋は、上腕と橈骨から起こり、前腕部の橈側面と後面を尾方に走行する筋であり、共に伸筋支帯の第2管を通る。

❶尺側手根伸筋

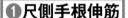

|左上後方|

起始

上腕頭：上腕骨の外側上顆

尺骨頭：尺骨の肘頭と後面上部

停止

第5中手骨底の背側面

❷長橈側手根伸筋

起始

上腕骨の外側上顆
（共通伸筋起始部）

停止

第2中手骨底の背側面

❸短橈側手根伸筋

起始

上腕骨の外側上顆、輪状靭帯

停止

第3中手骨底の背側面

支配神経

❶❷❸橈骨神経（C6～7）

主な働き

❶手関節の伸展、尺屈
❷❸手関節の伸展、橈屈

生活動作（ADL）

タイピングや窓をふく動作、オートバイのスロットル操作時に働く。またパンやうどんなどの生地をこねる際にも働く。

スポーツ動作

テニスやバトミントンなどのバックハンド動作で働く。

Training & Stretch トレーニング＆ストレッチ

◼ 手関節のロール運動

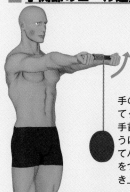

手のひらを下に向けてグリップを握り、手首を背屈させるようにグリップを回してバーベルプレートをつけたロープを巻き上げる。

◼ リバース・バーベルカール

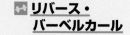

手のひらを下に向けてバーベルを持ち、肘を固定し手関節を曲げ伸ばしする。

◼ 手関節の背屈運動

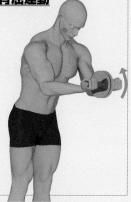

手のひらを下に向けてダンベルを持ち、手関節を曲げ伸ばしする。

◼ 手指を下に向けるストレッチ

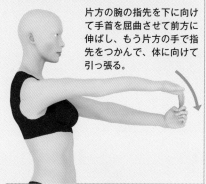

片方の腕の指先を下に向けて手首を屈曲させて前方に伸ばし、もう片方の手で指先をつかんで、体に向けて引っ張る。

◼ リバース・リストカール

手のひらを下に向けてバーベルを持ち、手関節を曲げ伸ばしする。

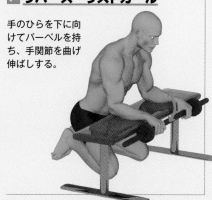

◼ 腕を伸ばし手首をひねるストレッチ

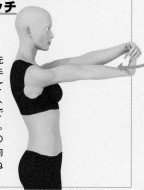

片方の腕の指先を上に向けて手首を屈曲させて前方に伸ばし、もう片方の手で手指をつかむ。つかまれた手のひらを外側に向けるようにひねり上げる。

第2章 肘関節・手関節・手指に働く筋

浅・深指屈筋

せん・しんしくっきん

浅指屈筋は、前腕部の前面に位置し、その深層の尺側に深指屈筋が位置する。
深指屈筋は尺側手根屈筋と尺骨の間で皮下に観察できる。

❶浅指屈筋

‖右上前方‖

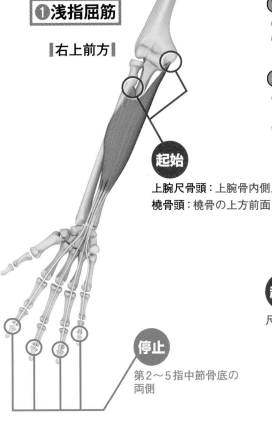

起始

上腕尺骨頭：上腕骨内側上顆、尺骨粗面
橈骨頭：橈骨の上方前面

停止

第2〜5指中節骨底の
両側

支配神経

❶正中神経（C7〜T1）
❷第2・3指：正中神経（C7〜T1）
　第4・5指：尺骨神経（C8〜T1）

主な働き

❶第2〜5指の第1(PIP)関節の屈曲、
　手関節掌屈
❷第2〜5指の第1(PIP)・第2(DIP)
　関節の屈曲、手関節の掌屈

❷深指屈筋

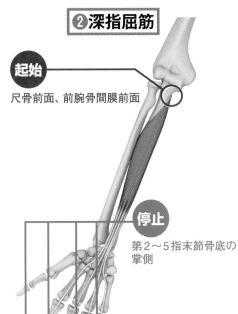

起始

尺骨前面、前腕骨間膜前面

停止

第2〜5指末節骨底の
掌側

スポーツ動作

ゴルフやラケット競技などのように何かを
握ってプレーする競技で強く働く。

生活動作（ADL）

重いスーツケースを運ぶ際やタイピング、ハ
ンマーを振り下ろす動作などで強く働く。

Training & Stretch
トレーニング&ストレッチ

🦴 エクササイズリングを使った手指の屈曲運動

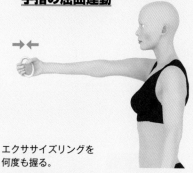

エクササイズリングを
何度も握る。

🦴 リストカール

手のひらを上に向
けてバーベルを持
ち、手関節を曲げ
伸ばしする。

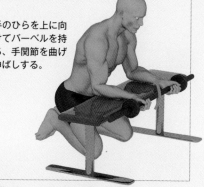

🦴 バーベルカール

肩幅より少し広めに
回外位でバーベルを
握り、肘関節の屈曲
を行う。肘を固定し
て行う。

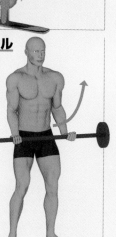

💪 手指を伸ばすストレッチ

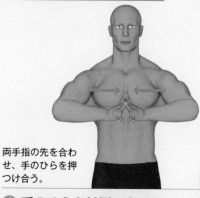

両手指の先を合わ
せ、手のひらを押
つけ合う。

💪 手のひらを外側に向けるストレッチ

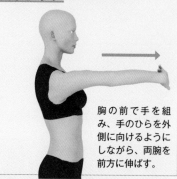

胸の前で手を組
み、手のひらを外
側に向けるように
しながら、両腕を
前方に伸ばす。

💪 手指を下に向けるストレッチ

片方の腕の指を下に向けて
手首を背屈させて前方に
伸ばし、もう片方の手で指
先をつかんで、体に向けて
引っ張る。

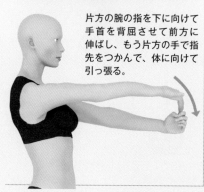

総指伸筋

そうししんきん

前腕伸筋の浅層群に属し、前腕後面のほぼ中央を走る最も強力な指の伸筋。指を反らせると手の甲で腱が観察できる。

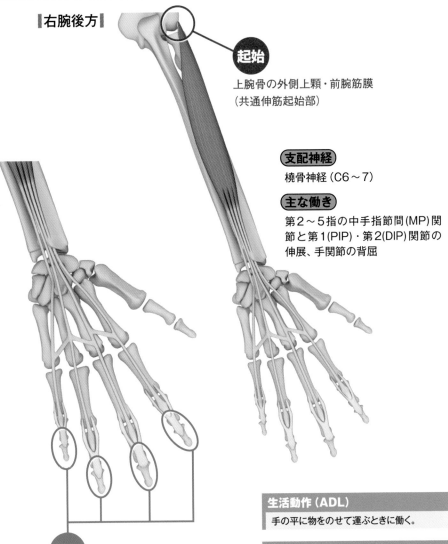

‖**右腕後方**‖

起始

上腕骨の外側上顆・前腕筋膜
（共通伸筋起始部）

支配神経

橈骨神経（C6～7）

主な働き

第2～5指の中手指節間(MP)関節と第1(PIP)・第2(DIP)関節の伸展、手関節の背屈

停止

中央は中節骨底、両側は末節骨底

生活動作（ADL）

手の平に物をのせて運ぶときに働く。

スポーツ動作

相撲の平手やアメリカンフットボールのタックル時、砲丸投げのリリース時などで働く。

Training & Stretch トレーニング&ストレッチ

エクササイズリングを使った手指の伸展運動

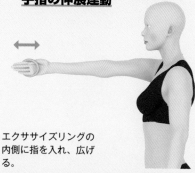

エクササイズリングの内側に指を入れ、広げる。

リバース・リストカール

手のひらを下に向けてバーベルを持ち、手関節を曲げ伸ばしする。

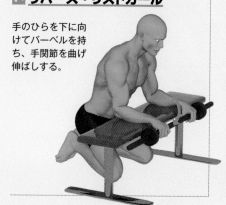

手指を下に向けるストレッチ

片方の腕の指先を上に向けて手首を屈曲させて前方に伸ばし、もう片方の手で指先をつかんで、体に向けて引っ張る。

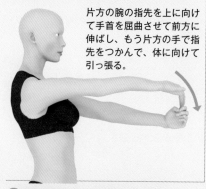

腕を伸ばし手首をひねるストレッチ

片方の腕の指先を上に向けて手首を屈曲させて前方に伸ばし、もう片方の手で手指をつかむ。つかまれた手のひらを外側に向けるようにひねり上げる。

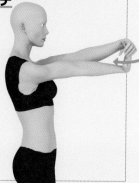

Column　総指伸筋

　総指伸筋は単に指伸筋と呼ばれることもあり、手指の伸筋の中で親指を除くすべて手指を伸展させることができる唯一の筋肉である。また総指伸筋は指伸筋の中では最も大きな力を発揮する筋肉としても知られている。さらにこの筋は手指の伸展だけではなく手関節を背屈させる働きにも寄与している。この筋肉を鍛えるには、屈曲している指に徒手抵抗をかけたまま、手指を伸展させるような動作を行うことで強化することができる。手首を屈曲させた状態でこの訓練を行うと筋肉への負荷が大きくなるのでより効果が期待できる。またこの筋肉をストレッチするには手首を完全に屈曲させたまま、手指の中手指節関節、近位指節間関節、遠位指節間関節を最大限に屈曲させる。

83

母指対立筋

ぼしたいりつきん

短母指屈筋の橈側に位置し、短母指外転筋に覆われている。短母指屈筋と似ているが、より深層に位置している。直接、触知できない。

▮右腕掌側方▮

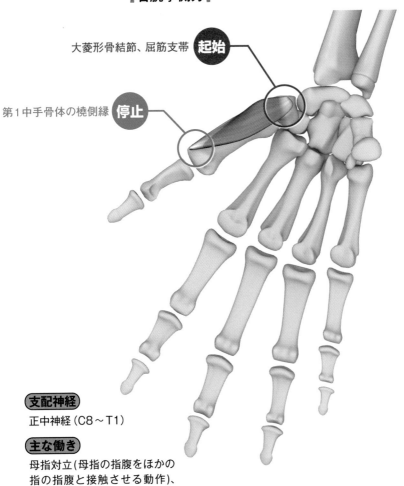

大菱形骨結節、屈筋支帯　**起始**

第1中手骨体の橈側縁　**停止**

支配神経

正中神経（C8〜T1）

主な働き

母指対立（母指の指腹をほかの
指の指腹と接触させる動作）、
母指手根中手(CM)関節の屈曲

生活動作（ADL）	スポーツ動作
中手骨を動かし、他の指と向き合わせる動きをする、すなわち母指と示指などで物をつまむときに働く。	オートバイや自転車競技のクラッチやスロットル動作で働く。

84

Training & Stretch トレーニング＆ストレッチ

🦴 エクササイズリングを使ったつまみ運動

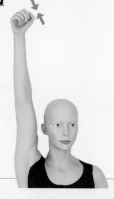

すべての指でエクササイズリングをつまむ。

🤸 母指を伸展させるストレッチ

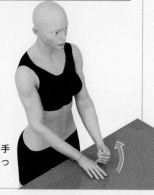

反対側の手の手指で母指をゆっくり伸ばす。

🤸 手指を伸ばすストレッチ

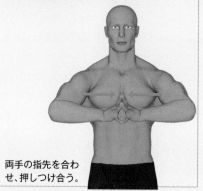

両手の指先を合わせ、押しつけ合う。

Column　母指対立筋

　この筋は手掌の深層に位置し、同じ場所を走行する短母指屈筋よりもさらに深層にあり、母指球の膨隆を形成する筋肉の一つである。主として物を握ったり、つまんだり、手の機能においてきわめて重要な働きを担っている。母指が他の指と向かい合う動きが母指対立であるが、猿の手には母指対立筋がないためこの対立運動をすること

ができない。この筋を鍛える方法として柔らかいゴムテニスボールなどを把持し、母指CM関節の対立運動で押しつぶすようにして握りしめていくと有効である。また母指対立筋のストレッチは反対側の手で母指を握り、母指CM関節を伸展方向に伸ばしていくと良い。

トレーニングに悪影響!? 男性ホルモン値を下げてしまうかもしれない食物

テストステロン値を下げてしまうような食物は存在するのだろうか。もしあるのだとすれば、そのような食物の摂取を最小限に抑えることも、テストステロン値を正常に保つ上で役立つはずだ。

●要注意1：ジャンクフード

甘いお菓子や塩気のあるおやつが好きでよく食べるという人は注意したほうがいいだろう。定期的にジャンクフードを食べている人はテストステロン値を下げることにもつながるので注意が必要である。ホットドッグやハンバーガー、多くの加工肉はいずれもジャンクフードであり、習慣的に食べたり大量に食べたりしないようにしよう。

●要注意2：ソーダ飲料

炭酸清涼飲料水は実に美味しいのだが、この種の飲料には恐ろしいほどの量の砂糖が含まれている。糖の過剰摂取はテストステロンの生成に悪影響を及ぼすことが知られているため、ソーダ飲料の飲み過ぎには注意しよう。とくに、筋力トレーニングのときに欠かさずソーダ飲料を飲むという人は、テストステロン値の低下だけでなく、歯や骨を脆くしたり、肥満にもつながるので、可能な限り早くその習慣を改善したい。

●要注意3：チーズ

まさかチーズが！？と思うかもしれないが、チーズの原料を考えたら納得がいくはずである。チーズは牛乳からつくられる。そして牛乳は牛から搾乳されたもの。牛の生育をできるだけ早める目的で多くの牛が成長ホルモンを投与されている。このような牛から搾乳された牛乳でつくられたチーズは、私たちの体の中でさまざまなホルモンに影響しないとも限らないのである。チーズは高タンパク質食であり健康にもいいと言われているが、チーズを含む乳製品は食べすぎないようにしたほうが賢明であると言わざるを得ない。

●要注意4：アルコール類

ビールの原料となるホップにはエストロゲン様の作用があることが知られており、ビール好きの男性はテストステロン値が低くなっている可能性がある。ビールに限らず、たいていのアルコールはテストステロンの生成や分泌を抑制する働きがあるので、禁酒をしないまでも飲みすぎには気をつけたほうがいいであろう。

●要注意5：大豆

健康志向の人たちにとって、大豆は健康食品のひとつとして認識されてきた。しかし、大豆は男性の性ホルモンのレベルにマイナスの作用を与えることが分かってきたので、健康的だという理由で大豆をたくさん食べている人たちは注意が必要である。

第 3 章

股関節・膝関節
に働く筋

股関節・膝関節に働く筋の複合図

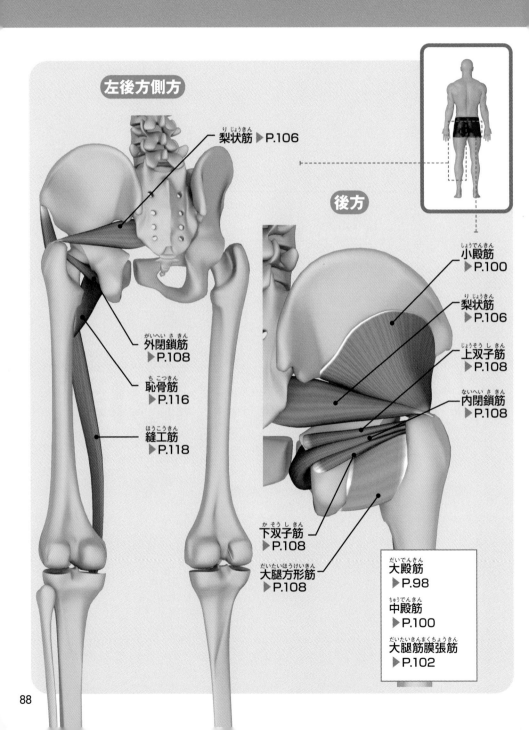

左後方側方

梨状筋 ▶P.106

外閉鎖筋 ▶P.108

恥骨筋 ▶P.116

縫工筋 ▶P.118

後方

小殿筋 ▶P.100

梨状筋 ▶P.106

上双子筋 ▶P.108

内閉鎖筋 ▶P.108

下双子筋 ▶P.108

大腿方形筋 ▶P.108

大殿筋 ▶P.98

中殿筋 ▶P.100

大腿筋膜張筋 ▶P.102

股関節に働く筋は、股関節の屈曲・伸展、内転・外転、内旋・外旋で作用する。また股関節に働く筋は、股関節の屈曲・伸展、下腿の内旋・外旋で作用する。

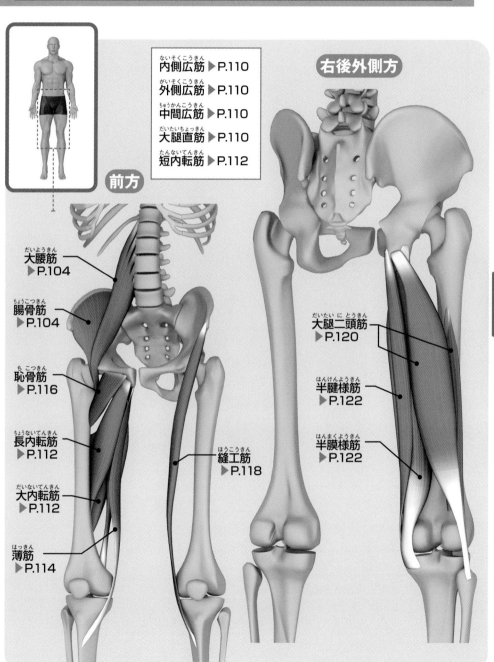

内側広筋（ないそくこうきん）▶P.110
外側広筋（がいそくこうきん）▶P.110
中間広筋（ちゅうかんこうきん）▶P.110
大腿直筋（だいたいちょっきん）▶P.110
短内転筋（たんないてんきん）▶P.112

右後外側方

前方

大腰筋（だいようきん）
▶P.104

腸骨筋（ちょうこつきん）
▶P.104

恥骨筋（ちこつきん）
▶P.116

長内転筋（ちょうないてんきん）
▶P.112

大内転筋（だいないてんきん）
▶P.112

薄筋（はっきん）
▶P.114

縫工筋（ほうこうきん）
▶P.118

大腿二頭筋（だいたいにとうきん）
▶P.120

半腱様筋（はんけんようきん）
▶P.122

半膜様筋（はんまくようきん）
▶P.122

股関節の屈曲・伸展

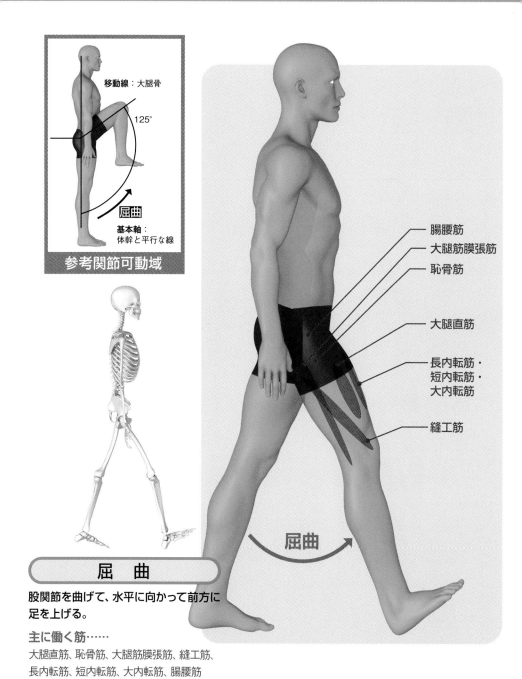

移動線：大腿骨

125°

屈曲

基本軸：
体幹と平行な線

参考関節可動域

腸腰筋
大腿筋膜張筋
恥骨筋

大腿直筋

長内転筋・
短内転筋・
大内転筋

縫工筋

屈曲

屈　　曲

股関節を曲げて、水平に向かって前方に
足を上げる。

主に働く筋……
大腿直筋、恥骨筋、大腿筋膜張筋、縫工筋、
長内転筋、短内転筋、大内転筋、腸腰筋

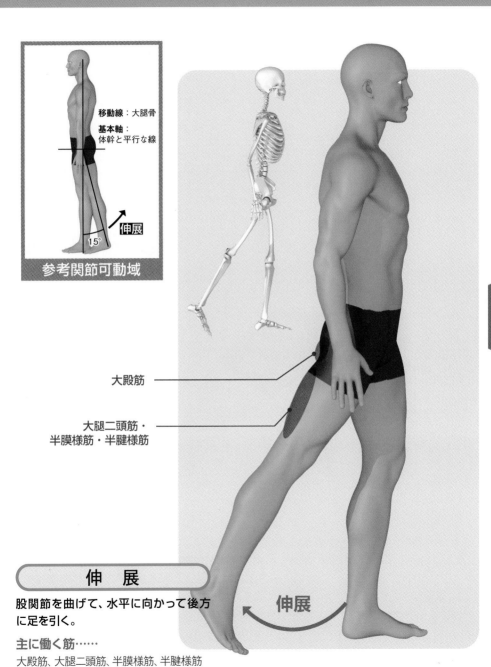

移動線：大腿骨

基本軸：
体幹と平行な線

伸展

15°

参考関節可動域

大殿筋

大腿二頭筋・
半膜様筋・半腱様筋

伸展

伸　展

股関節を曲げて、水平に向かって後方
に足を引く。

主に働く筋……

大殿筋、大腿二頭筋、半膜様筋、半腱様筋

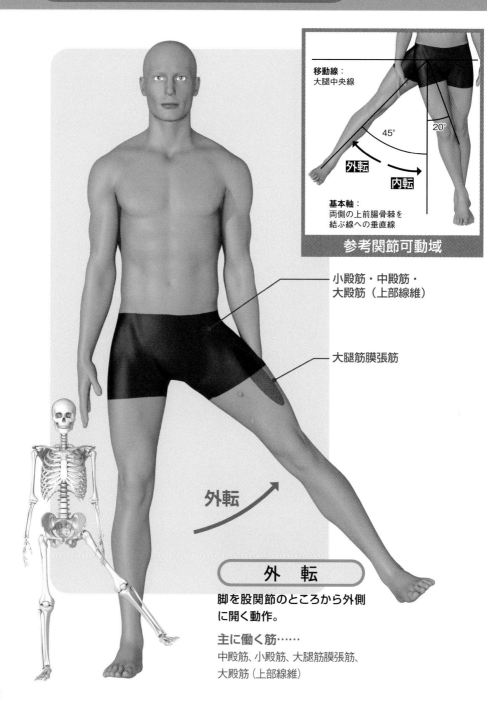

移動線：
大腿中央線

45°

20°

外転

内転

基本軸：
両側の上前腸骨棘を
結ぶ線への垂直線

参考関節可動域

小殿筋・中殿筋・
大殿筋（上部線維）

大腿筋膜張筋

外転

外　転

脚を股関節のところから外側
に開く動作。

主に働く筋……
中殿筋、小殿筋、大腿筋膜張筋、
大殿筋（上部線維）

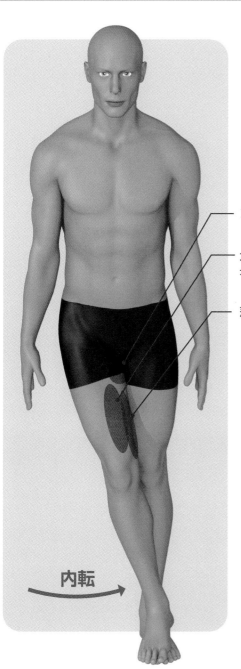

内　転

股関節外転の状態から脚を閉じる動作。

主に働く筋……
大内転筋、短内転筋、長内転筋、恥骨筋、薄筋

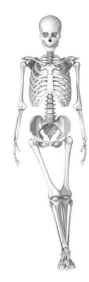

恥骨筋

大内転筋・短内転筋・長内転筋

薄筋

内転

股関節の外旋・内旋

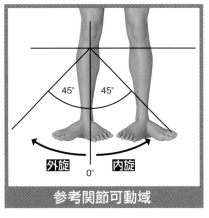

45° 45°

外旋　0°　内旋

参考関節可動域

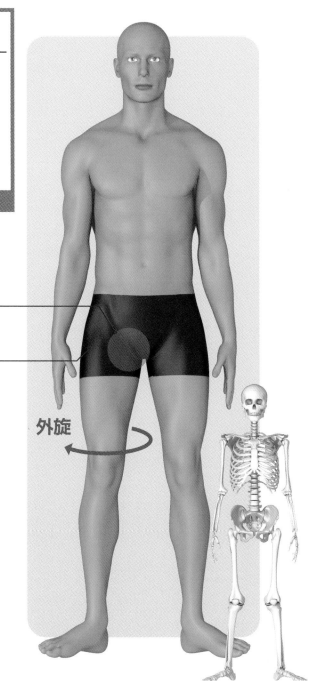

外旋6筋 ———

大殿筋 ———

外旋

外　旋

脚の前部が正中矢状面から離れ
る方向（右脚の場合は時計回り）
へ回旋する動作。股関節屈曲位
で運動することもある。

主に働く筋……

外旋6筋（梨状筋、上双子筋、下双子
筋、大腿方形筋、内閉鎖筋、外閉鎖
筋）、大殿筋

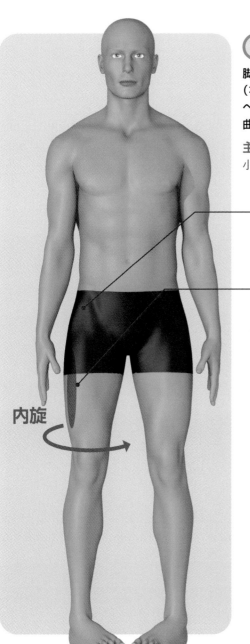

内 旋

脚の前部が正中矢状面の方向
（右脚の場合は反時計回り）
へ回旋する動作。股関節屈
曲位で運動することもある。

主に働く筋……
小殿筋、中殿筋、大腿筋膜張筋

小殿筋・
中殿筋

大腿筋膜張筋

内旋

第3章

股関節・膝関節に働く筋

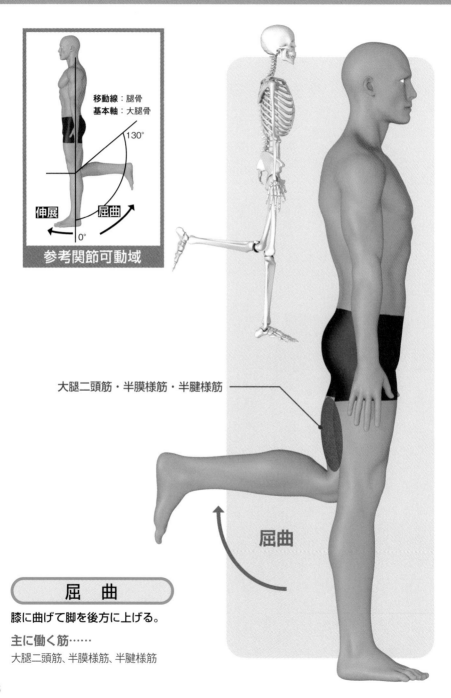

移動線：腔骨
基本軸：大腿骨

130°

伸展　　屈曲

0°

参考関節可動域

大腿二頭筋・半膜様筋・半腱様筋

屈曲

屈　曲

膝に曲げて脚を後方に上げる。

主に働く筋……

大腿二頭筋、半膜様筋、半腱様筋

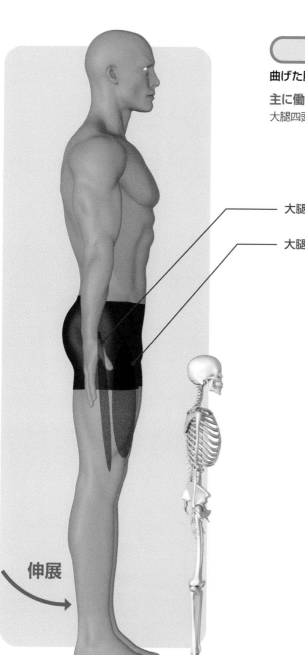

伸　展

曲げた膝を伸ばす動作。

主に働く筋……
大腿四頭筋、大腿筋膜張筋

大腿筋膜張筋

大腿四頭筋

伸展

大殿筋

だいでんきん

大きな筋線維束からなり、殿部の丸みを形成している。殿筋の中で最も大きく、大半を占める。中殿筋の後部と下部と小殿筋を覆っている。歩行では腸腰筋と拮抗し、立脚側の脚を後方に引く働きがある。

┃後方┃

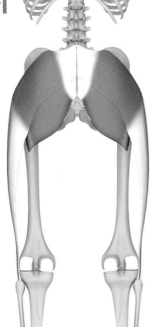

┃右外側後方┃

起始 腸骨翼の殿筋面（後殿筋線より後方）、仙骨・尾骨の外側縁、仙結節靭帯、胸腰筋膜

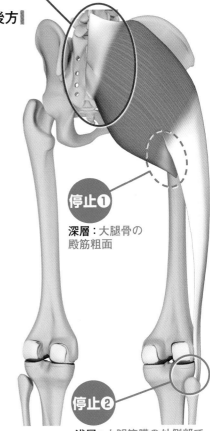

停止❶

深層：大腿骨の殿筋粗面

停止❷

浅層：大腿筋膜の外側部で腸脛靭帯に移る

〔**支配神経**〕

下殿神経（L4〜S2）

〔**主な働き**〕

股関節の伸展（特に屈曲位からの伸展）、外旋・膝関節の伸展

生活動作（ADL）

歩行、階段を上る、正座位から立ち上がる動作などで働く。

スポーツ動作

ランニングやジャンプ、坂道を駆け上がる、スクワット動作などで働く。

Training & Stretch トレーニング＆ストレッチ

🦴 オープンスタンススクワット

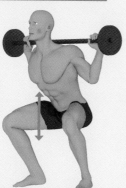

バーを担いで、足幅を広く開いてつま先を外側に向けて立ち、股関節を上下させる。

🦴 レッグランジ

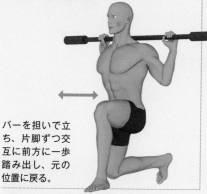

バーを担いで立ち、片脚ずつ交互に前方に一歩踏み出し、元の位置に戻る。

🦴 ヒップエクステンション

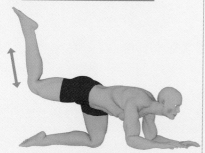

両肘と両膝をついて四つばいになり、片脚を浮かせて曲げ伸ばしする。

🧘 座位で両足を合わせ、両手を前方へ伸ばすストレッチ

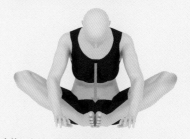

座位になり、両足の裏を合わせ、姿勢を真っすぐにする。そして上体をゆっくり前屈する。

🧘 座位で片膝を立て、体をひねるストレッチ

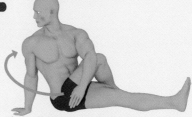

座位で片膝を立て反対側の脚にクロスさせる。両肩を回し、立てた膝の上に反対側の腕をのせ、背中をひねる。

🧘 仰向けで片脚を大腿部にのせるストレッチ

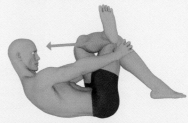

仰向けで片脚を大腿部にのせる。そして両手を前に伸ばし、その膝をつかんで手前に引きつける。

中・小殿筋

ちゅう・しょうでんきん

ほとんどが大殿筋に覆われている。前部筋束は股関節の内施作用がある。

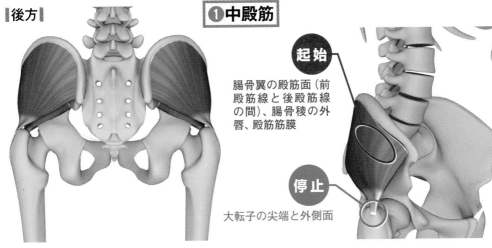

|後方|

❶中殿筋

起始

腸骨翼の殿筋面（前殿筋線と後殿筋線の間）、腸骨稜の外唇、殿筋筋膜

停止

大転子の尖端と外側面

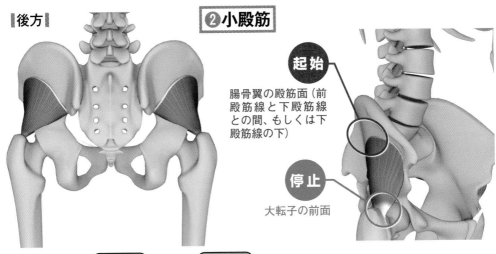

|後方|

❷小殿筋

起始

腸骨翼の殿筋面（前殿筋線と下殿筋線との間、もしくは下殿筋線の下）

停止

大転子の前面

支配神経

上殿神経（L4～S1）

主な働き

中殿筋：股関節の外転、（前部）内旋、（後部）外旋
小殿筋：股関節の外転、僅かな内旋

生活動作（ADL）

低い障害を避けて横に踏み出すときに働く。直立のときに骨盤を支える。

スポーツ動作

バスケットボールやアイススケートなどの横歩が必要な種目で働く。

Training & Stretch トレーニング&ストレッチ

■ レッグランジ

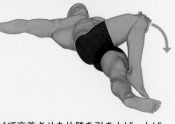

バーを担いで立ち、片脚ずつ交互に前方に一歩踏み出し、元の位置に戻る。

■ ケーブル・ヒップアブダクション

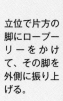

立位で片方の脚にローブーリーをかけて、その脚を外側に振り上げる。

■ フロア・ヒップアブダクション

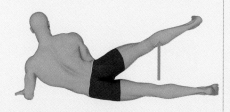

頭を起こした側臥位の姿勢から、脚を側方に挙上する。外転は70°を超えないように留意する。

▲ 仰向けで交差させた片膝を引き下げるストレッチ

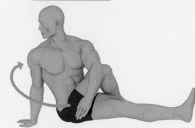

仰向けで交差させた片膝を引き上げ、上げた膝を反対側の手でつかんで床に向けて引き下げる。

▲ 座位で片膝を立て、体をひねるストレッチ

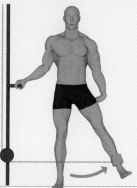

座位で片膝を立て反対側の脚にクロスさせる。両肩を回し、立てた膝の上に反対側の腕をのせ、背中をひねる。

▲ 仰向けで脚を交差させるストレッチ

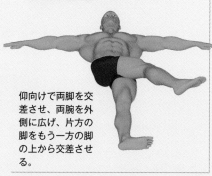

仰向けで両脚を交差させ、両腕を外側に広げ、片方の脚をもう一方の脚の上から交差させる。

大腿筋膜張筋

だいたいきんまくちょうきん

数少ない股関節の内施筋の1つで、大腿上部の外側に位置する。紡錘形の扁平な筋。

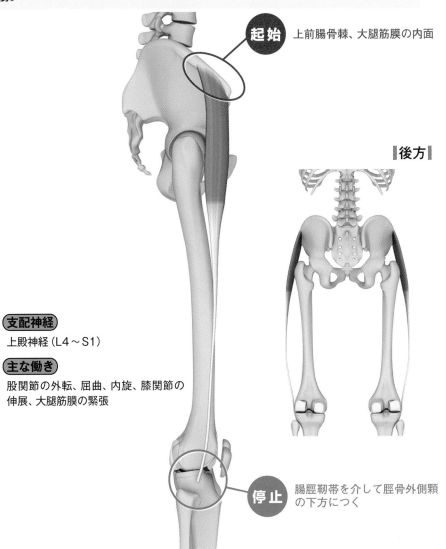

起始 上前腸骨棘、大腿筋膜の内面

後方

（支配神経）

上殿神経（L4〜S1）

（主な働き）

股関節の外転、屈曲、内旋、膝関節の伸展、大腿筋膜の緊張

停止 腸脛靭帯を介して脛骨外側顆の下方につく

生活動作（ADL）	スポーツ動作
歩いたり、走ったりする際、腿が真っすぐ持ち上がるように働く。	陸上競技のハードル種目や新体操などで強く働く。

Training & Stretch
トレーニング＆ストレッチ

ケーブル・ヒップアブダクション

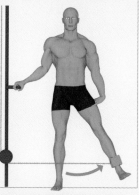

ロープーリーを使って、片脚の足首にケーブルをかけ、その脚を外側に振り上げる。

フロア・ヒップアブダクション

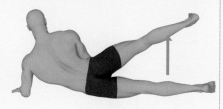

頭を起こした側臥位の姿勢から、脚を側方に挙上する。外転は70°を超えないように留意する。

立位で臀部を側方に突き出すストレッチ

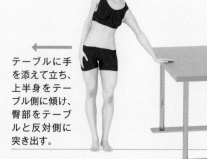

テーブルに手を添えて立ち、上半身をテーブル側に傾け、臀部をテーブルと反対側に突き出す。

立位で脚を交差させるストレッチ

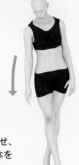

立位で両脚を交差させ、後ろの脚に向けて上体を傾ける。

座位で片膝を立て、体をひねるストレッチ

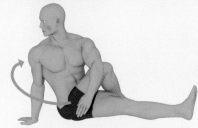

座位で片膝を立て反対側の脚にクロスさせる。両肩を回し、立てた膝の上に反対側の腕をのせ、背中をひねる。

仰向けで両脚を交差させるストレッチ

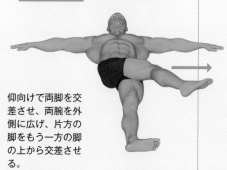

仰向けで両脚を交差させ、両腕を外側に広げ、片方の脚をもう一方の脚の上から交差させる。

腸腰筋

ちょうようきん

最も強力な股関節屈筋。大腰筋、小腰筋、腸骨筋を合わせて腸腰筋という。

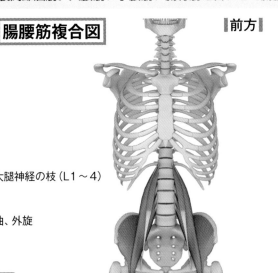

腸腰筋複合図　‖前方‖

支配神経
腰神経叢と大腿神経の枝（L1〜4）

主な働き
股関節の屈曲、外旋

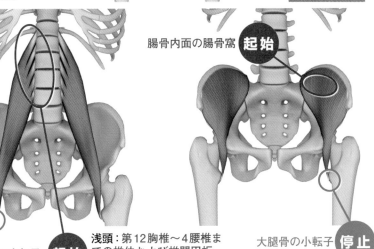

❶大腰筋

❷腸骨筋

腸骨内面の腸骨窩　**起始**

停止　大腿骨の小転子　**起始**

浅頭：第12胸椎〜4腰椎までの椎体および椎間円板
深頭：全腰椎の肋骨突起

大腿骨の小転子　**停止**

生活動作（ADL）
姿勢維持や歩行・走行時の大腿を持ち上げる働きをする。また、階段を上るときにも強く働く。

スポーツ動作
格闘技のキック動作やあらゆるスポーツのランニング、ジャンプ動作で働く。

Training & Stretch トレーニング & ストレッチ

■ ハンキング・レッグレイズ

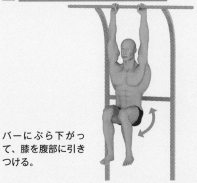

バーにぶら下がって、膝を腹部に引きつける。

■ エルザーサポート・レッグレイズ

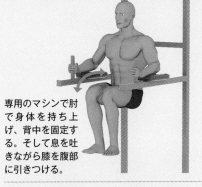

専用のマシンで肘で身体を持ち上げ、背中を固定する。そして息を吐きながら膝を腹部に引きつける。

■ インクライン・レッグレイズ

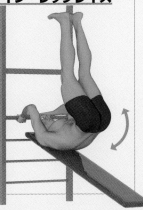

傾斜のついた腹筋台に仰向けになり頭上のバーを握る。両脚を揃えて挙上し、脊柱を巻き込みながら、骨盤を持ち上げ、膝を顔に近づける。

■ 片膝を立て、腰を押し出すストレッチ

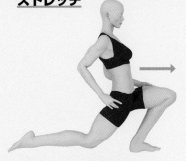

片膝を立てて立ち、股関節を前に押し出す。

■ 片足立ちで足を後方に引き上げるストレッチ

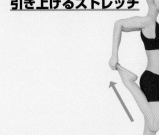

片脚でバランスをとって直立し、反対の脚を臀部後方へ引き上げる。

■ 手をついて上体を反らすストレッチ

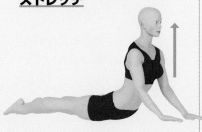

うつ伏せで両手を両肩付近に持っていき、股関節を地面につけたまま正面を向き、両腕を伸ばして体を起こす。

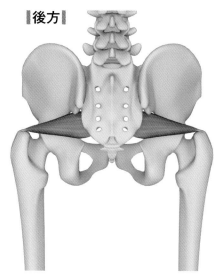

梨状筋

りじょうきん

殿筋群に属し、小殿筋の下方に位置する。

‖後方‖

支配神経

坐骨神経叢（S1～S2）

主な働き

股関節の外旋

‖前方‖

‖右後外側方‖

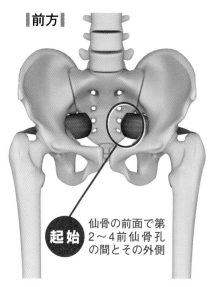

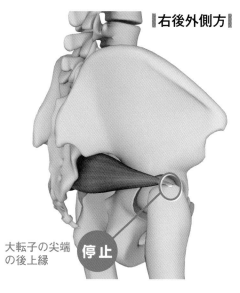

起始 仙骨の前面で第2～4前仙骨孔の間とその外側

停止 大転子の尖端の後上縁

生活動作（ADL）

オートバイや自転車などから降りる際に片足を踏み出す際に働く。

スポーツ動作

水泳の平泳ぎのキック動作で働く。

Training & Stretch トレーニング＆ストレッチ

梨状筋のセルフエクササイズ

両脚を広げて立ち、臀部に力を入れて中央に寄せる。

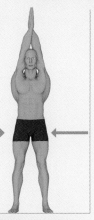

片脚を胸につけるストレッチ

座位で片方の脚を真っすぐ伸ばし、反対の脚の足首を持ち、胸に真っすぐ引きつける。

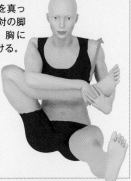

座位で両脚を交差させ、両手を前方へ伸ばすストレッチ

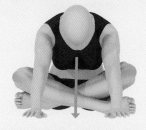

両脚を交差させて座り、背中を真っすぐに保った状態から、上体をゆっくり前傾させる。

仰向けで片脚を大腿部にのせるストレッチ

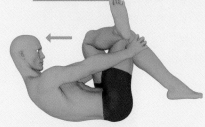

仰向けで片脚を大腿部にのせ、両手を前に伸ばし、もう片方の膝あたりをつかんで手前に引きつける。

座位で両足を合わせ、両手を前方へ伸ばすストレッチ

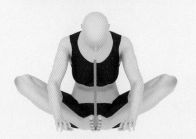

座位になり、両足の裏を合わせ、姿勢を真っすぐにする。そして上体をゆっくり前屈する。

うつ伏せで片脚を折りたたむストレッチ

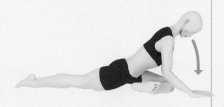

うつ伏せで片方の脚を腹部の下で曲げて、体を床に向けてゆっくり傾ける。

第3章 股関節・膝関節に働く筋

股関節外施筋群

こかんせつがいせんきんぐん

内閉鎖筋、上双子筋、下双子筋は、大殿筋の深層で梨状筋のすぐ尾方に位置する小さな筋。大腿方形筋は大殿筋の深層で下双子筋のすぐ尾方に位置する方形の筋。

| 後方 |

股関節外施筋群（複合図）

❸外閉鎖筋

停止 転子窩

起始 閉鎖膜外面とその周り

❶上双子筋

停止 転子窩

起始 坐骨棘

❹内閉鎖筋

停止 転子窩

起始 閉鎖膜内面とその周り

❷下双子筋

停止 転子窩

起始 坐骨結節

❺大腿方形筋

停止 大腿骨の転子間稜

起始 坐骨結節

| 支配神経 |
❶～❹仙骨神経叢（L4～S2）
❺閉鎖神経（L3～L4）

| 主な働き |
股関節の外旋

| 生活動作（ADL） |
オートバイや自転車などから降りる際に片足を踏み出す際に働く。

| スポーツ動作 |
水泳の平泳ぎのキック動作で働く。

108

Training & Stretch トレーニング&ストレッチ

股関節外旋筋の セルフエクササイズ

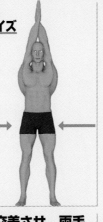

両脚を広げて立ち、臀部に力を入れて中央に寄せる。

座位で片脚を大腿部にのせる ストレッチ

座って片方の脚を軽く曲げて前方に伸ばし、反対の脚を大腿部にのせ、上体をゆっくり前に倒す。

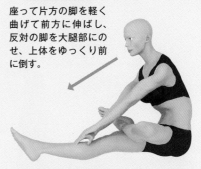

座位で両脚を交差させ、両手を前方へ伸ばすストレッチ

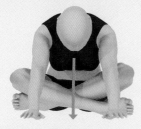

両脚を交差させて座り、背中を真っすぐに保った状態から、上体をゆっくり前傾させる。

仰向けで片脚を大腿部にのせるストレッチ

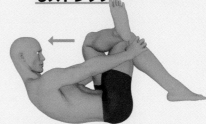

仰向けで片脚を大腿部にのせ、両手を前に伸ばし、もう片方の膝をつかんで手前に引きつける。

座位で両足を合わせ、両手を前方へ伸ばすストレッチ

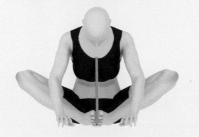

座位になり、両足の裏を合わせ、姿勢を真っすぐにする。そして上体をゆっくり前屈する。

うつ伏せで片脚を折りたたむストレッチ

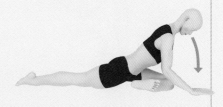

うつ伏せで片方の脚を腹部の下で曲げて、体を床に向けゆっくり傾ける。

大腿四頭筋

だいたいしとうきん

大腿前面に位置する強力な筋で膝を真っすぐにする働きがある。大腿直筋、外側広筋、中間広筋、内側広筋の4つの筋で構成されており、大腿直筋のみ二関節筋。

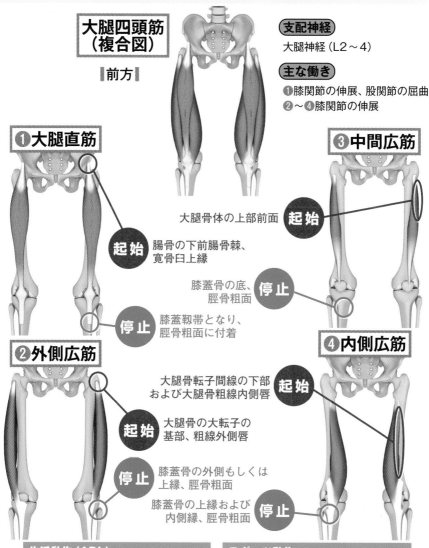

大腿四頭筋（複合図）

‖前方‖

（支配神経）
大腿神経（L2〜4）

（主な働き）
❶膝関節の伸展、股関節の屈曲
❷〜❹膝関節の伸展

❶大腿直筋

起始　腸骨の下前腸骨棘、寛骨臼上縁

停止　膝蓋靱帯となり、脛骨粗面に付着

❸中間広筋

大腿骨体の上部前面　起始

停止　膝蓋骨の底、脛骨粗面

❷外側広筋

起始　大腿骨の大転子の基部、粗線外側唇

停止　膝蓋骨の外側もしくは上縁、脛骨粗面

❹内側広筋

大腿骨転子間線の下部および大腿骨粗線内側唇　起始

停止　膝蓋骨の上縁および内側縁、脛骨粗面

生活動作（ADL）

正座位からの立ち上がりや歩行・走行時の膝を伸ばす際に働く。また階段を上るときにも強く働く。

スポーツ動作

あらゆるスポーツの下肢動作、歩・走・跳・蹴などで主要な働きをする。

Training & Stretch
トレーニング&ストレッチ

🏋 スクワット

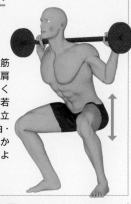

バーベルを僧帽筋に担いで足幅は肩幅かもう少し広く開き、つま先は若干外側に向けて立ち、股関節の屈曲・伸展をする。かかととは浮かせないようにする。

🤸 脚を曲げて後方へ寄りかかるストレッチ

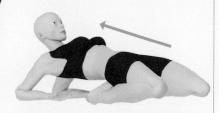

両膝を曲げて脚を臀部の下に置くように座り、上体をゆっくり後ろに倒していく。

🦴 レッグプレス

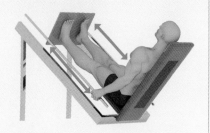

専用マシンに背中をしっかり固定して座り、両脚を肩幅程度に開いた状態で膝の曲げ伸ばしをする。

🤸 片脚立ちで脚を後方に引き上げるストレッチ

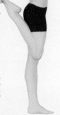

片脚でバランスをとって直立し、もう片方の脚を臀部後方に引き上げる。

🦴 レッグエクステンション

専用マシンに背中をしっかり固定して座り、膝関節の曲げ伸ばしをする。

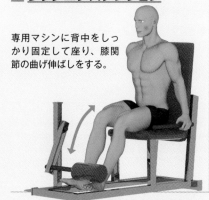

🤸 横向きで脚を後方に引きつけるストレッチ

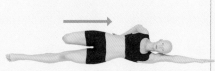

横向きに寝て、上側の脚を臀部の後ろに引きつける。

長・短・大内転筋

ちょう・たん・だいないてんきん

長内転筋は大腿の最も内側部を走る細長い筋である。短内転筋は扁平な三角形の筋で恥骨筋と長内転筋に覆われ、大内転筋の前面に位置する。大内転筋は股関節の内転筋群のうち、最も大きな筋である。

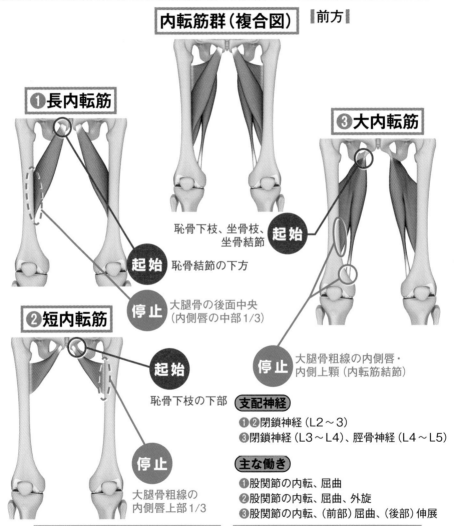

内転筋群（複合図） ▌前方▐

❶長内転筋

起始 恥骨結節の下方

停止 大腿骨の後面中央
（内側唇の中部1/3）

❷短内転筋

起始 恥骨下枝の下部

停止 大腿骨粗線の
内側唇上部1/3

❸大内転筋

恥骨下枝、坐骨枝、坐骨結節

起始

停止 大腿骨粗線の内側唇・
内側上顆（内転筋結節）

支配神経
❶❷閉鎖神経（L2～3）
❸閉鎖神経（L3～L4）、脛骨神経（L4～L5）

主な働き
❶股関節の内転、屈曲
❷股関節の内転、屈曲、外旋
❸股関節の内転、（前部）屈曲、（後部）伸展

生活動作（ADL）
長内転筋と短内転筋は太腿を引き付けて閉じる動作で強く働き、腰の回転に影響する。また、大内転筋は歩行時における軸足側の骨盤の安定性を保つ主力筋として働く。

スポーツ動作
長内転筋と短内転筋はサッカーやバスケットボール、バレーボールなどで交互ステップや横移動をする際に働く。また、大内転筋は平泳ぎの下肢動作の大腿をはさむ動きで働く。

Training & Stretch トレーニング＆ストレッチ

🦴 オープンスタンススクワット

バーを担ぎ足幅を広く開いてつま先を外側に向けて立ち、股関節の屈曲・伸展をする。

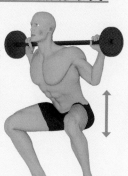

🧍 立位で両膝を広げるストレッチ

立位で両脚を大きく広げ、つま先を外側に向ける。そして両膝を曲げ、上体を前に傾け、両手で両膝を外側に向かって押す。

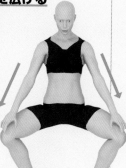

🦴 スタンディング・ケーブル・ヒップアダクション

立位で片方の脚にローブーリーのケーブルをかけて浮かせ、その脚をもう片方の脚に引きつける。

🧍 しゃがみ込んで片脚を開くストレッチ

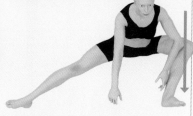

両脚を大きく広げて立ち、片方の脚は真っすぐ伸ばし、つま先は外側を向け鼠径部を床に向けて下げていく。

🦴 シーティッド・マシン・ヒップアダクション

専用のマシンに座り、両脚を閉じる。

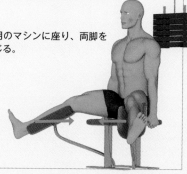

🧍 座位で両脚を広げるストレッチ

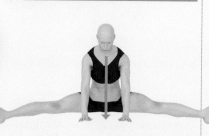

座位にて両膝を真っすぐ大きく広げ、背中を真っすぐ保ち、上体を前傾させる。

第3章 股関節・膝関節に働く筋

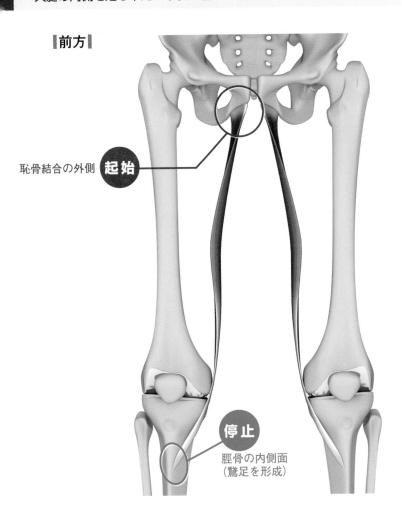

薄筋

はっきん

大腿の内側を走る平たい帯状の筋。二関節筋である。

‖前方‖

恥骨結合の外側　**起始**

停止

脛骨の内側面
（鵞足を形成）

支配神経

閉鎖神経（L2〜4）

主な働き

股関節の内転および膝関節の屈曲、下腿の内旋

生活動作（ADL）

正座をするときに働く。

スポーツ動作

サッカーのサイドキックなどで働く。

Training & Stretch
トレーニング & ストレッチ

🦴 ケーブル・ヒップアダクション

立位で片方の
脚にローブーリ
ーをかけて
浮かせ、その
脚をもう片方
の足に引きつ
ける。

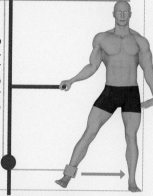

🏃 立位で片脚を上げるストレッチ

片方の脚を外側に
広げ、つま先を前
に向けた状態で椅
子にのせて立ち、
反対側の脚を椅子
からゆっくり遠ざ
ける。

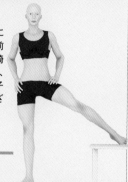

🦴 シーティッド・マシン・
ヒップアダクション

専用のマシンに座り、両脚を
閉じる。

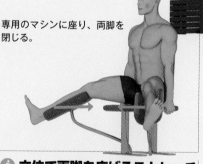

🏃 片膝立ち位で片脚を開く
ストレッチ

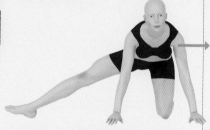

片膝をつき、反対側の脚を外側に開き、手
を床について体を側方にゆっくり動かす。

🏃 立位で両脚を広げるストレッチ

つま先を前に
向けて両脚を
広 げ て 立 ち、
上体を前傾し
て両手を床に
向けて伸ばす。

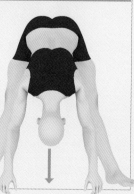

🏃 座位で両足を合わせる
ストレッチ

両足裏を合わせて
手前に引きつけて
座り、両肘で両脚
を床に向かって押
していく。

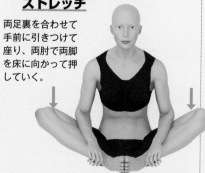

恥骨筋

ちこつきん

内転筋群の中で、最も上部に位置する扁平な方形筋。

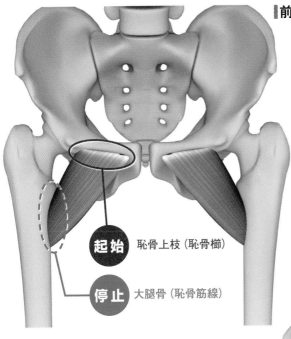

前方

起始	恥骨上枝（恥骨櫛）
停止	大腿骨（恥骨筋線）

右前外側方

（支配神経）

大腿神経（L2〜4）、閉鎖神経（L2〜3）

（主な働き）

股関節の内転、屈曲、外旋

生活動作（ADL）

真っすぐな線の上を歩く際に働く。また腰の回転にも影響する。

スポーツ動作

ダッシュをするときやサッカーのキック動作などで働く。

Training & Stretch トレーニング＆ストレッチ

スタンディング・ケーブル・ヒップアダクション

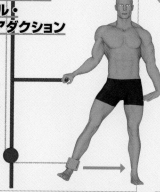

立位で片方の脚にロープーリーのケーブルをかけて浮かせ、その脚をもう片方の脚に引きつける。

立位で両脚を広げるストレッチ

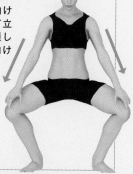

つま先を前に向けて両脚を広げて立ち、上体を前傾して両手を床に向けて伸ばす。

シーティッド・マシン・ヒップアダクション

専用のマシンに座り、両脚を閉じる。

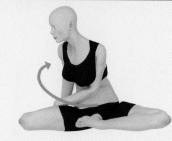

座位で体をひねるストレッチ

片方の脚を体の前で曲げ、もう片方の脚を臀部の後ろに曲げて座り、後ろに曲げた脚側に体をひねる。

ハンキング・レッグレイズ

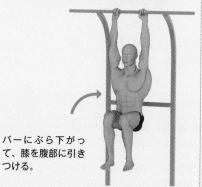

バーにぶら下がって、膝を腹部に引きつける。

座位で両足を合わせるストレッチ

両足裏を合わせて手前に引きつけて座り、両肘で両脚を床に向かって押していく。

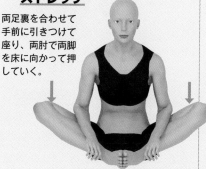

縫工筋

ほうこうきん

大腿前面の最も浅いところを斜めに走る細く長い筋。二関節筋である。筋の長さが人体の中で最も長く30cm以上ある。

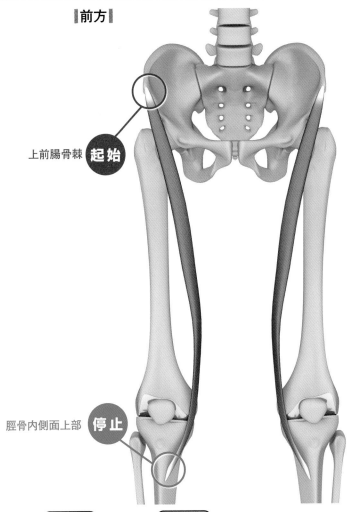

前方

上前腸骨棘 **起始**

脛骨内側面上部 **停止**

支配神経
大腿神経（L2～L3）

主な働き
股関節の屈曲、外転、外旋および膝関節の屈曲、内旋

生活動作（ADL）
あぐらをかくときに働く。また足を組んで座るときにも働く。

スポーツ動作
歩行時や走行時に大腿直筋と協調して、膝を伸展させるときに働く。

Training & Stretch
トレーニング ＆ ストレッチ

ケーブル・ヒップアブダクション

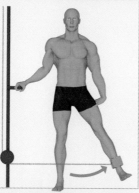

ロープーリーを使って、片側の足首にケーブルをかけ、その脚を外側に振り上げる。

スタンディング・マシン・ヒップアブダクション

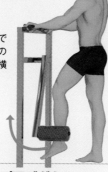

専用のマシンに片脚で立ち、もう片方の脚の外側にロールを当て横に上げる。

フロア・ヒップアブダクション

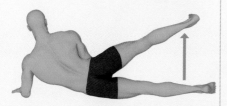

床に横向きに寝て、片肘をついて頭を起こし、脚を伸ばしたまま側方に上げる。

立位で臀部を側方に突き出すストレッチ

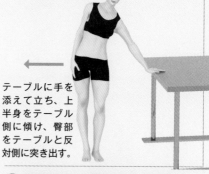

テーブルに手を添えて立ち、上半身をテーブル側に傾け、臀部をテーブルと反対側に突き出す。

横向きで片脚をぶら下げるストレッチ

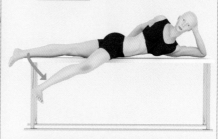

ベンチの上に横向きに寝て、上側の脚を前方に出して下ろしていく。

脚を交差させ上体を下げるストレッチ

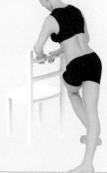

立位で上体を前傾させて椅子につかまり、脚を交差させる。前についた脚の膝を曲げながら、体を下げていく。

大腿二頭筋

だいたいにとうきん

外側ハムストリングスとも呼ばれる。通常、大腿二頭筋、半腱様筋、半膜様筋の3つの筋を合わせてハムストリングスと呼ばれている。

┃左脚後方┃　　　　　　　　　　　　　　　　　　　　　　　　　┃右足側方┃

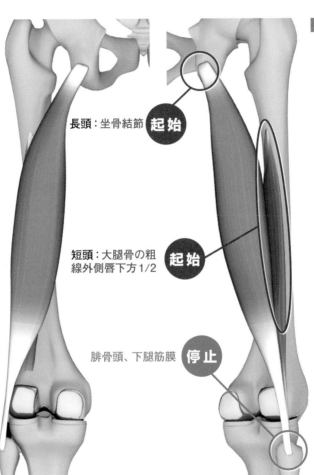

長頭：坐骨結節 **起始**

短頭：大腿骨の粗線外側唇下方1/2 **起始**

腓骨頭、下腿筋膜 **停止**

支配神経

長頭……脛骨神経（L5〜S2）
短頭……総腓骨神経（L4〜S2）

主な働き

股関節の伸展および膝関節の屈曲、膝屈曲時に下腿を外旋させる

生活動作（ADL）

股関節の安定性を保ち、膝を曲げたり外施させたりする。また、歩行時に体幹が前方に屈曲するのを防ぐ働きがある。

スポーツ動作

ランニング時に、脚（遊脚側）を前へ振り出す最後の瞬間、ブレーキをかけて、着地動作を確実に行わせる働きがある。

Training & Stretch
トレーニング＆ストレッチ

ライイング・レッグカール

レッグカールマシンにうつ伏せになって、両脚を同時にかかとを臀部につけるよう屈曲する。

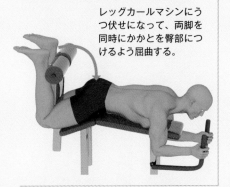

立位で片脚を上げるストレッチ

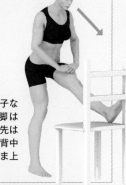

立位で片方の脚を椅子などの上にのせる。脚は真っすぐにし、つま先は上を向ける。そして背中を真っすぐにしたまま上体を前屈させる。

レッグランジ

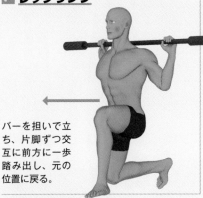

バーを担いで立ち、片脚ずつ交互に前方に一歩踏み出し、元の位置に戻る。

座位で両手を前方へ伸ばすストレッチ

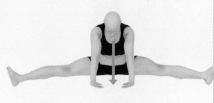

座位で両手を前方へ伸ばす。背中は曲げないで、つま先は上を向くようにする。

グッドモーニング

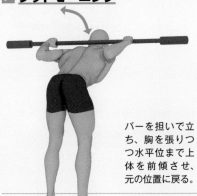

バーを担いで立ち、胸を張りつつ水平位まで上体を前傾させ、元の位置に戻る。

仰向けで片膝を曲げるストレッチ

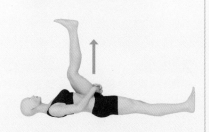

仰向けになり、片方の脚の膝を曲げて胸に引きつけ、曲げた膝をゆっくり伸ばしていく。

半膜様筋・半腱様筋

はんけんようきん・はんまくようきん

半腱様筋と半膜様筋を合わせて内側ハムストリングスともいう。半腱様筋は細長い筋で、その下半分は長い腱となっている。半膜様筋は半腱様筋に覆われ、上半分は広い腱膜となっている。

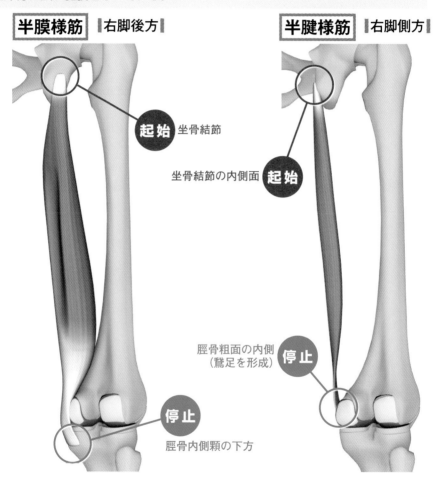

半膜様筋 ‖右脚後方‖   **半腱様筋** ‖右脚側方‖

起始 坐骨結節

坐骨結節の内側面 **起始**

脛骨粗面の内側
（鵞足を形成） **停止**

停止

脛骨内側顆の下方

支配神経
脛骨神経（L4〜S2）

主な働き
膝関節の屈曲、膝屈曲時に下腿を内旋、股関節の伸展

生活動作（ADL）
あぐらや正座からの立ち上がり動作において膝を立てる際に働く。また、歩行時に体幹が前方に屈曲するのを防ぐ働きがある。直立時は下腿を内施させる。

スポーツ動作
ランニング時に、脚（遊脚側）を前へ振り出す最後の瞬間、減速させ、着地動作を確実に行わせる働きがある。同時に体幹が屈曲するのを防ぐ。

Training & Stretch トレーニング＆ストレッチ

ライイング・レッグカール

レッグカールマシンにうつ伏せになって、両脚を同時にかかとを臀部につけるよう屈曲する。

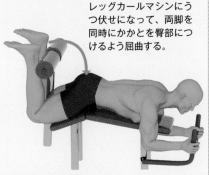

立位で片足を上げるストレッチ

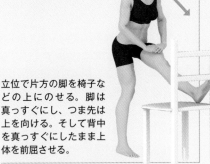

立位で片方の脚を椅子などの上にのせる。脚は真っすぐにし、つま先は上を向ける。そして背中を真っすぐにしたまま上体を前屈させる。

グッドモーニング

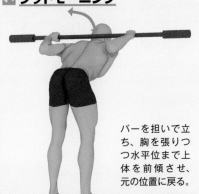

バーを担いで立ち、胸を張りつつ水平位まで上体を前傾させ、元の位置に戻る。

座位での片足のストレッチ

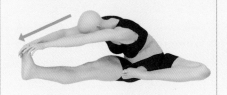

片足の脚を前に真っすぐに伸ばし、反対側の足を伸ばした脚の膝付近にもってきて座り、前屈して両手をつま先方向へ伸ばす。

ケーブル・ヒップエクステンション

ロープーリーを使って、片側の足首にケーブルをかけ、その足を後方に引く。

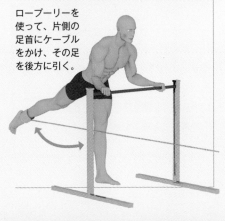

仰向けで片膝を伸ばすストレッチ

仰向けになり、真っすぐに伸ばした片方の脚を持ち上げ、胸の方に引きつける。

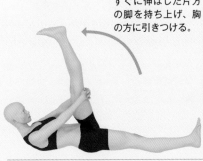

男性の最強ミネラル「亜鉛」

●亜鉛とは？

　亜鉛という栄養素は通常の成人では大半が筋肉と骨中に含まれる。そのうえ皮膚、肝臓、膵臓、前立腺も含む臓器類に含まれ、酵素の構成要素となり体内における活性酵素を除去する役目をしている。通常身体を鍛える前、もしくは体の成長を促すためにどれだけ亜鉛が十分に体内に摂取されているかで筋肉や骨の成長も左右されるが、それ以上に人間の内臓にとって亜鉛が十分に摂取されているかで多くの疾患にも関係してくる。身体そのものに亜鉛が不足していくとタンパク質やDNAの合成に支障がきたし最終的には成長障害が起こる。亜鉛は体内で貯蔵できないため、摂取量が不足するとあっという間に欠乏症になりやすく、軽度から中等度の欠乏症は散見される。いずれにしろ亜鉛は人間の身体の成長、つまり細胞の成長には欠かせない。

●亜鉛を多く含む食物

　亜鉛は食物から摂取する必要があるが、亜鉛供給源の中でも圧倒的な含有量を誇るのが牡蠣である。とはいえ、亜鉛のほとんどを赤身肉や鶏肉から摂る人が多い。亜鉛は穀類、ナッツ類、種子類、豆類にも含まれているが、これらの食物は、亜鉛と結合して吸収を妨げるフィチン酸が豊富なため吸収率が低いのが難点である。なお、成人の亜鉛必要摂取量は食事で1日8〜11mg、妊娠中・授乳中の方は12mgが目安である。

●亜鉛濃度は男性の生殖能力に影響を与えるか。

　ある研究では、不妊症男性は精液中の亜鉛濃度が有意に低いことが判明した。そして、亜鉛を補給することで、正常な精子形態、精液量、精子の運動性が大幅に向上することが示唆された。すなわち男性の適切な亜鉛濃度は、健康な受胎に重要な要素であると考えられる。

●まとめ

　大切なことは亜鉛を適量摂取することである。過剰に摂取すると有害な症状を引き起こすリスクがあり、摂取量が不十分だと効果が得られない。亜鉛サプリメントは、単独で摂取すると消化不良を引き起こしやすいため、常に食事と共に摂取することを推奨する。最後に、栄養を十分に確保するには、肉、野菜、果物、穀物などバラエティに富んだ新鮮な自然食品を中心に、健康的な食生活を送ることが何より大切であることを付け加えておく。

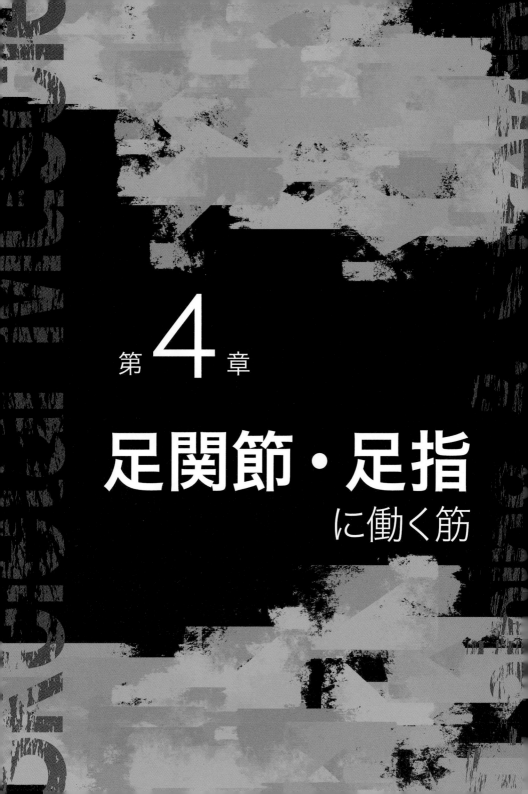

第4章

足関節・足指
に働く筋

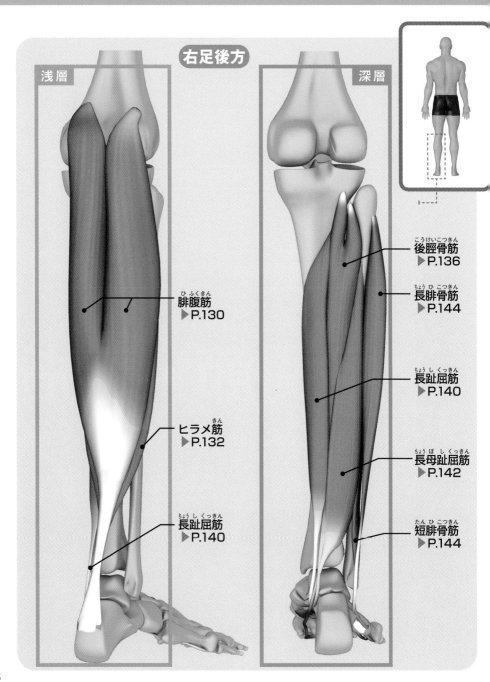

右足後方

浅層

深層

腓腹筋
▶P.130

ヒラメ筋
▶P.132

長趾屈筋
▶P.140

後脛骨筋
▶P.136

長腓骨筋
▶P.144

長趾屈筋
▶P.140

長母趾屈筋
▶P.142

短腓骨筋
▶P.144

下腿における前側の伸筋群と後ろ側の屈筋群は、足首と足趾の伸展と屈曲を行い、外側の腓骨筋群は足を外反させる。足の筋は足底の筋群と足背（足の甲）の筋群に分かれ、足趾（足）の運動に作用する。

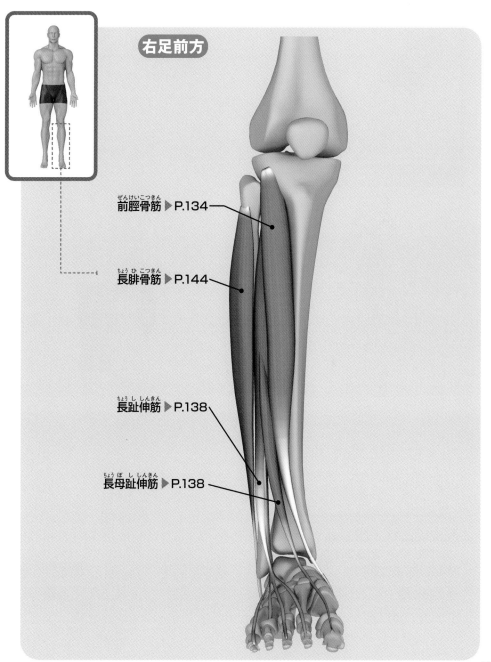

右足前方

前脛骨筋 ▶P.134

長腓骨筋 ▶P.144

長趾伸筋 ▶P.138

長母趾伸筋 ▶P.138

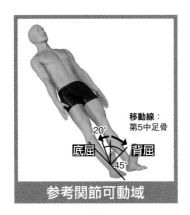

移動線：
第5中足骨

底屈 20° 背屈
45°

参考関節可動域

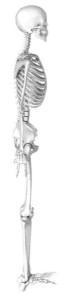

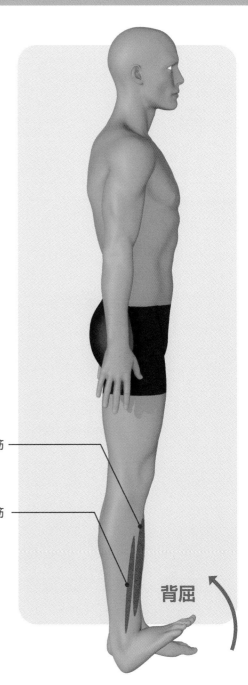

前脛骨筋

長趾伸筋

背屈

背　屈

つま先を手前へ引きつける、いわゆる足首を曲げる動作。

主に働く筋……
前脛骨筋、長趾伸筋

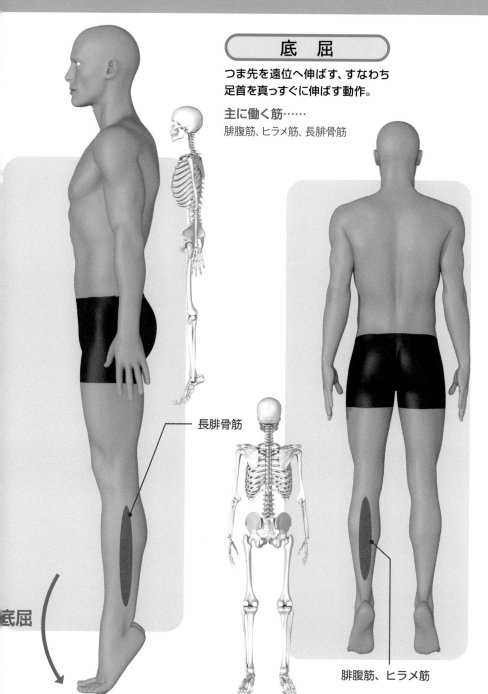

底 屈

つま先を遠位へ伸ばす、すなわち
足首を真っすぐに伸ばす動作。

主に働く筋……
腓腹筋、ヒラメ筋、長腓骨筋

長腓骨筋

底屈

腓腹筋、ヒラメ筋

腓腹筋

ひふくきん

下腿後面で最も浅いところに位置する、いわゆるふくらはぎの筋。二関節筋である。ヒラメ筋と共に下腿三頭筋を構成する。アキレス腱は人体で最も太く強い腱。

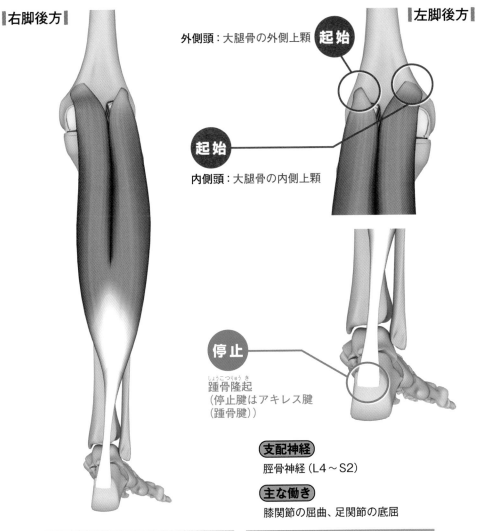

┃右脚後方┃

┃左脚後方┃

外側頭：大腿骨の外側上顆 **起始**

起始

内側頭：大腿骨の内側上顆

停止

しょうこつりゅうき
踵骨隆起
（停止腱はアキレス腱
（踵骨腱））

支配神経

脛骨神経（L4〜S2）

主な働き

膝関節の屈曲、足関節の底屈

生活動作（ADL）

高い物を取るときなど、爪先立ちの際に働く。膝を曲げると、足の底屈作用は弱まる。

スポーツ動作

瞬発的な短距離走やジャンプ動作が含まれる種目動作において強く働く。

130

Training & Stretch トレーニング&ストレッチ

カーフレイズ

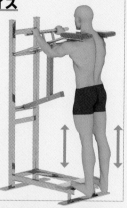

肩にロールを当て、つま先だけで段にのり、足首を曲げ伸ばしする。

シーティッド・カーフレイズ

専用のマシンに座り、大腿部にパットを当てて足首を曲げ伸ばしする。

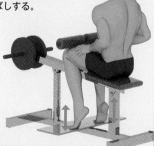

立位でつま先を上げるストレッチ

片足のつま先を段差や階段に立てかけ、伸脚したまま上体を前傾させる。

両脚のかかとを下ろすストレッチ

両脚のつま先を踏み段などの縁に置き、膝を伸ばしたまま両脚のかかとを下ろしていく。身体は前傾させる。

立位でかかとを後ろに下げるストレッチ

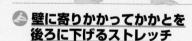

立位で片脚を大きく前に踏み出し、後方の脚を真っすぐ伸ばし、かかとを床につける。

壁に寄りかかってかかとを後ろに下げるストレッチ

両脚を前後に開き、両脚のかかとを床につけたまま壁に寄りかかる。

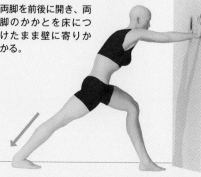

第4章 足関節・足指に働く筋

ヒラメ筋

ひらめきん

大部分が腓腹筋に覆われている厚みのある強力な底屈筋。

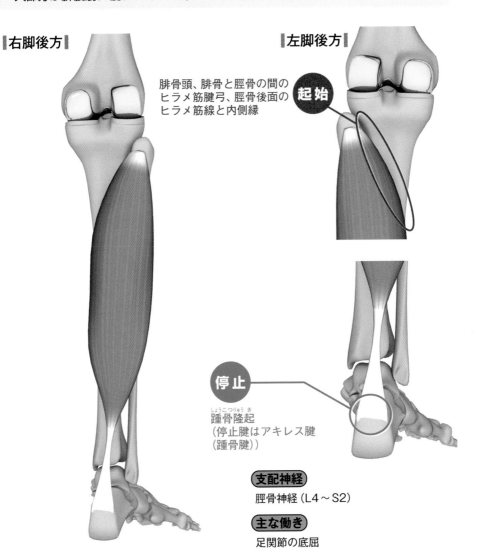

┃**右脚後方**┃

┃**左脚後方**┃

腓骨頭、腓骨と脛骨の間の
ヒラメ筋腱弓、脛骨後面の
ヒラメ筋線と内側縁

起始

停止

しょうこつりゅうき
踵骨隆起
（停止腱はアキレス腱
（踵骨腱））

（支配神経）

脛骨神経（L4～S2）

（主な働き）

足関節の底屈

生活動作（ADL）

高い物を取るときなど、爪先立ちの際に働く。直立のときは、下腿を後ろに引いて支える働きをする。腓腹筋に比べ赤筋の割合が高く、姿勢維持や長時間起立に貢献する。

スポーツ動作

歩・走動作やジャンプ動作が含まれる種目で働く。競歩やマラソンなどでも良く働く。

Training & Stretch トレーニング&ストレッチ

🏋 カーフレイズ

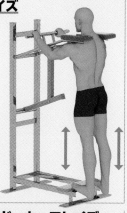

肩にロールを当て、つま先だけで段にのり、足首を曲げ伸ばしする。

🏋 シーティッド・カーフレイズ

専用のマシンに座り、大腿部にパットを当てて足首を曲げ伸ばしする。

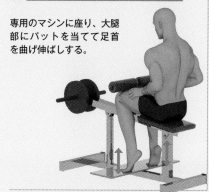

🤸 片方のかかとを下ろすストレッチ

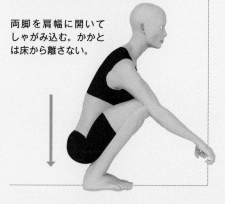

階段や踏み台の上に立ち、片脚のつま先をその縁に置き、その脚を曲げかかとを下げていく。

🤸 立位でかかとを後ろに下げるストレッチ

軽く膝を曲げた両脚を前後に開き、後方の脚のかかとを床に押しつける。

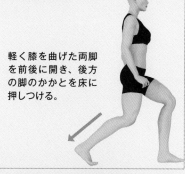

🤸 片膝立ちで上体を前傾させるストレッチ

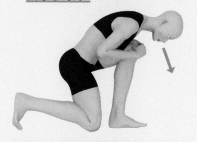

片膝立ちで体重を前の膝にかけて、かかとを床につけて上体を前傾させる。

🤸 しゃがみ込むストレッチ

両脚を肩幅に開いてしゃがみ込む。かかとは床から離さない。

前脛骨筋

ぜんけいこつきん

足の背屈の主働筋。向こう脛のすぐ外側にある長い筋で、足首では腱になっている。この筋の麻痺は尖足をもたらす。

┃右脚前方┃

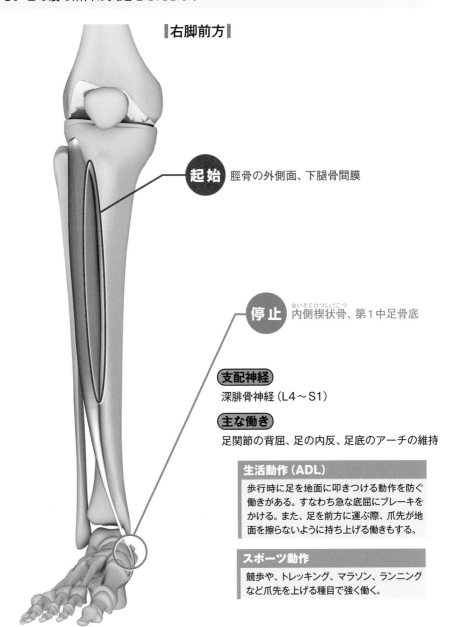

起始　脛骨の外側面、下腿骨間膜

停止　ないそくけつじょうこつ
内側楔状骨、第1中足骨底

支配神経
深腓骨神経（L4〜S1）

主な働き
足関節の背屈、足の内反、足底のアーチの維持

生活動作（ADL）
歩行時に足を地面に叩きつける動作を防ぐ働きがある。すなわち急な底屈にブレーキをかける。また、足を前方に運ぶ際、爪先が地面を擦らないように持ち上げる働きもする。

スポーツ動作
競歩や、トレッキング、マラソン、ランニングなど爪先を上げる種目で強く働く。

Training & Stretch トレーニング＆ストレッチ

つま先上げ運動

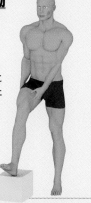

かかとを階段などの縁に置いて、つま先だけを上げ下げする。

脚を持ち上げるストレッチ

立位で片脚のつま先を後方の台に乗せて、足の甲を床方向に押しつける。

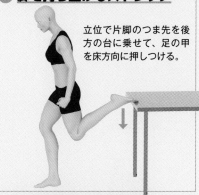

レッグエクステンション

専用マシンに背中をしっかり固定して座り、膝の曲げ伸ばしをする。つま先は手前にしっかり引きつける

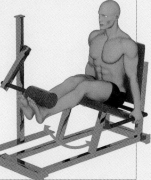

前方で脚を交差させるストレッチ

立位で片脚のつま先を反対側の脚の前の床に立てて、後方の脚を曲げて足の甲を床方向に押しつける。

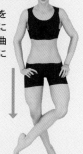

脚を後ろに下げるストレッチ

軽く膝を曲げた両膝を前後に開き、後方の脚のつま先を床につけたまま足の甲を下方に押しつける。

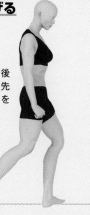

両膝を立てるストレッチ

正座した状態から、両手をついて身体を持ち上げて両膝を床から離していく。

第4章

足関節・足指に働く筋

135

後脛骨筋

こうけいこつきん

長趾屈筋と長母趾屈筋とに覆われる下腿後面の最も深層の筋。上部は羽状、下部は半羽状。

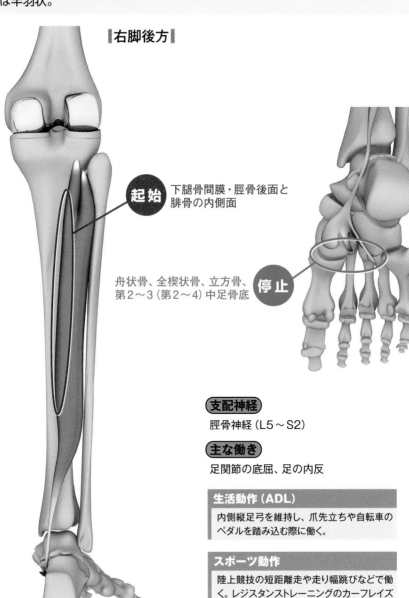

右脚後方

起始 下腿骨間膜・脛骨後面と腓骨の内側面

舟状骨、全楔状骨、立方骨、第2～3（第2～4）中足骨底 **停止**

（支配神経）

脛骨神経（L5～S2）

（主な働き）

足関節の底屈、足の内反

生活動作（ADL）

内側縦足弓を維持し、爪先立ちや自転車のペダルを踏み込む際に働く。

スポーツ動作

陸上競技の短距離走や走り幅跳びなどで働く。レジスタンストレーニングのカーフレイズなどでも強く働く。

Training & Stretch
トレーニング&ストレッチ

🏃 カーフレイズ

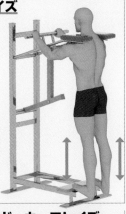

肩にロールを当て、つま先だけで段にのり、足首を曲げ伸ばしする。

🏃 シーティッド・カーフレイズ

専用のマシンに座り、大腿部にパットを当てて足首を曲げ伸ばしする。

🧘 立位でかかとを後ろに下げるストレッチ

軽く膝を曲げた両脚を前後に開き、後方の脚のかかとを床に押しつける。

🧘 座位で両膝を曲げ、つま先を引き上げるストレッチ

両膝を軽く曲げて座り、両手でつま先をつかんで引きつける。

🧘 立位でかかとを後ろに下げるストレッチ

立位で後ろに一歩大きく下がり、後方の脚を曲げてかかとを床に押しつける。

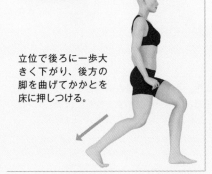

🧘 片膝立ち位でかかとを下げるストレッチ

片膝立ちから体重を前の膝にかけ、かかとを床につけて上体を前傾させる。

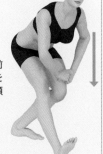

第4章 足関節・足指に働く筋

137

長母趾伸筋・長趾伸筋

ちょうぼししんきん・ちょうししんきん

起始部と筋腹のほとんどは前脛骨筋と長趾伸筋に覆われて表面から観察できない。

❶長母趾伸筋

❷長趾伸筋

‖右脚前方‖

起始 腓骨前面の内側中部

起始 脛骨の外側顆、腓骨頭、腓骨の前面上部2/3

停止 母趾の末節骨底

停止 第2～5趾の中・末節骨底

支配神経

深腓骨神経（L4～S1）

主な働き

①足関節の背屈、足の内反、母趾の伸展（第1(IP)関節）
②足関節の背屈、足の外反、第2～5趾の伸展
（第1(DIP)・第2(PIP)・中足趾節間(MP)関節）

生活動作（ADL）

階段を上るときのように、母指の爪先が段差
を越えるときに働く。

スポーツ動作

競歩やトレッキング、登山などで働く。

138

Training & Stretch トレーニング&ストレッチ

🦶 つま先上げ運動

かかとを階段などの縁に置いて、つま先だけを上げ下げする。

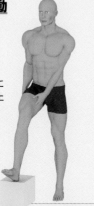

🦶 前方で脚を交差させる脛のストレッチ

立位で片脚のつま先を反対側の脚の前の床に立てて、後方の脚の膝を曲げて前方の足の甲を床方向に押しつける。

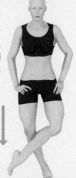

🦶 脚を後ろに下げるストレッチ

軽く膝を曲げた両膝を前後に開き、後方の脚のつま先を床につけたまま足の甲を下方に押しつける。

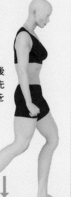

🦶 両膝を立てるストレッチ

正座した状態から、両手をついて身体を持ち上げて、両膝を床から離していく。

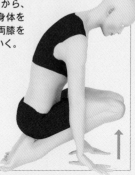

🦶 脚を持ち上げる脛のストレッチ

立位で片脚のつま先を後方の台に乗せて、足の甲を床方向に押しつける。

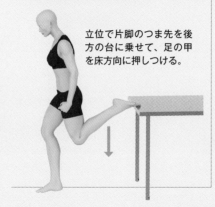

長趾屈筋

ちょうしくっきん

筋腹は長母趾屈筋の内側に位置する。羽状筋である。

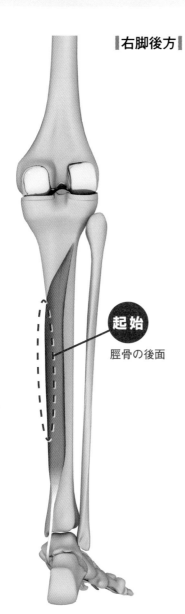

‖右脚後方‖

起始

脛骨の後面

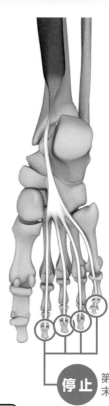

停止 第2〜第5趾骨の
末節骨底

（支配神経）

脛骨神経（L5〜S2）

（主な働き）

第2〜5趾の屈曲、足関節の底屈、
足部の回外（内反）

生活動作（ADL）

爪先立ち、砂浜や芝生を裸足で歩くときに働く。

スポーツ動作

体操競技の平均台種目や登山、ハイキング、
クロスカントリーなどで働く。

Training & Stretch
トレーニング & ストレッチ

🏋 カーフレイズ

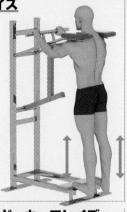

肩にロールを当て、つま先だけで段にのり、足首を曲げ伸ばしする。

🏋 シーティッド・カーフレイズ

専用のマシンに座り、大腿部にパットを当てて足首を曲げ伸ばしする。

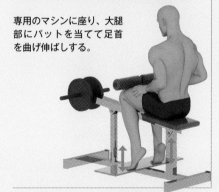

🤸 座位でかかとを押すストレッチ

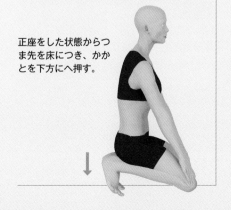

正座をした状態からつま先を床につき、かかとを下方へ押す。

🤸 バーを使ってかかとを下げるストレッチ

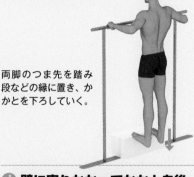

両脚のつま先を踏み段などの縁に置き、かかとを下ろしていく。

🤸 壁に寄りかかってかかとを後ろに下げるストレッチ

両脚を前後に開き、両脚のかかとを床につけたまま壁に寄りかかる。

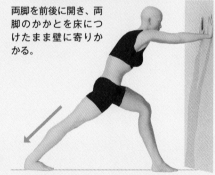

🤸 立位でかかとを後ろに下げるストレッチ

軽く膝を曲げた両脚を前後に開き、後方の足のかかとを床に押しつける。

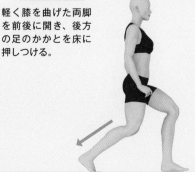

長母趾屈筋

ちょうぼしくっきん

ヒラメ筋に覆われ、長趾屈筋の外側に位置する。羽状筋である。

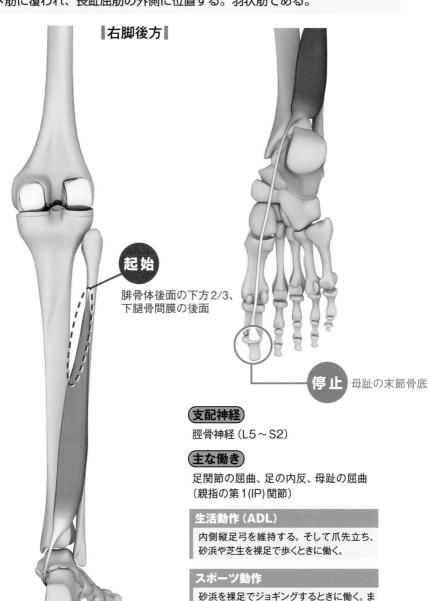

『右脚後方』

起始
腓骨体後面の下方2/3、
下腿骨間膜の後面

停止 母趾の末節骨底

支配神経
脛骨神経（L5〜S2）

主な働き
足関節の屈曲、足の内反、母趾の屈曲
（親指の第1(IP)関節）

生活動作（ADL）
内側縦足弓を維持する。そして爪先立ち、
砂浜や芝生を裸足で歩くときに働く。

スポーツ動作
砂浜を裸足でジョギングするときに働く。ま
た、登山やクロスカントリー、ファルトレクお
よびヒルトレーニングなどで働く。

Training & Stretch トレーニング & ストレッチ

カーフレイズ

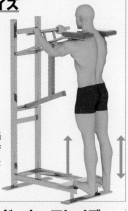

肩にロールを当て、つま先だけで段にのり、足首を曲げ伸ばしする。

シーティッド・カーフレイズ

専用のマシンに座り、大腿部にパットを当てて足首を曲げ伸ばしする。

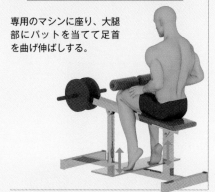

座位でかかとを押すストレッチ

正座をした状態からつま先を床につき、かかとを下方にへ押す。

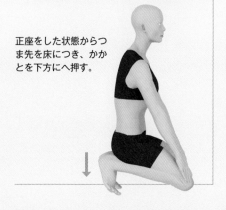

バーを使ってかかとを下げるストレッチ

両脚のつま先を踏み段などの縁に置き、かかとを下ろしていく。

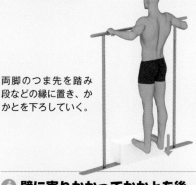

壁に寄りかかってかかとを後ろに下げるストレッチ

両脚を前後に開き、両脚のかかとを床につけたまま壁に寄りかかる。

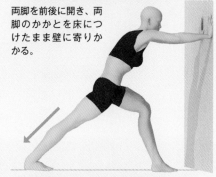

立位でかかとを後ろに下げるストレッチ

軽く膝を曲げた両脚を前後に開き、後方の足のかかとを床に押しつける。

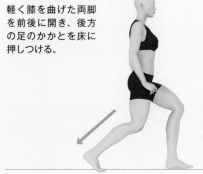

第4章 足関節・足指に働く筋

長・短腓骨筋

ちょう・たんひこつきん

共に足の外がえしの主力筋。足弓を維持する働きもある。

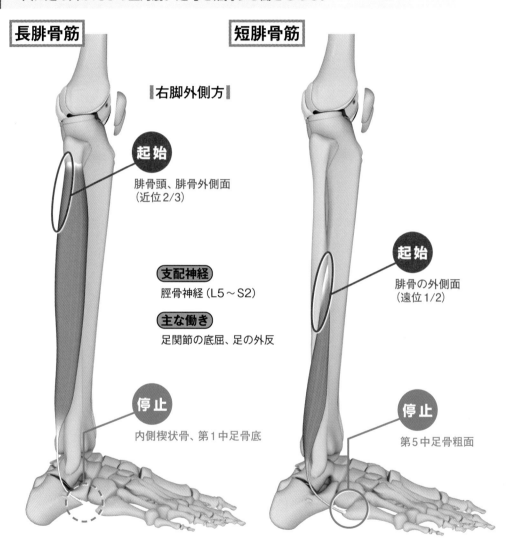

長腓骨筋　　　　　　　　**短腓骨筋**

‖右脚外側方‖

起始

腓骨頭、腓骨外側面
（近位 2/3）

起始

腓骨の外側面
（遠位 1/2）

支配神経
脛骨神経（L5〜S2）

主な働き
足関節の底屈、足の外反

停止

内側楔状骨、第 1 中足骨底

停止

第 5 中足骨粗面

生活動作（ADL）	スポーツ動作
起伏のある地面や砂利道を歩く際に働く。	ハイキングやクロスカントリー、ファルトレクおよびヒルトレーニングなどで働く。

Training & Stretch トレーニング＆ストレッチ

🏃 カーフレイズ

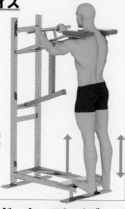

肩にロールを当て、つま先だけで段にのり、足首を曲げ伸ばしする。

🏃 シーティッド・カーフレイズ

専用のマシンに座り、大腿部にパットを当てて足首を曲げ伸ばしする。

🧘 タオルを使ってつま先を引き付けるストレッチ

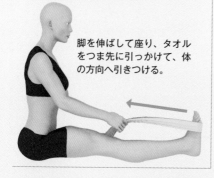

脚を伸ばして座り、タオルをつま先に引っかけて、体の方向へ引きつける。

🧘 立位でかかとを後ろに下げるストレッチ

片脚を大きく踏み出し、後方の脚を真っすぐ伸ばし、かかとを床に押しつける。

🧘 片方のかかとを下ろすストレッチ

階段や踏み台の上に立ち、片脚のつま先をその縁に置き、その脚を曲げかかとを下げていく。

🧘 立位でかかとを後ろに下げるストレッチ

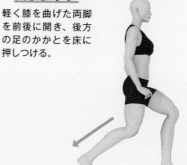
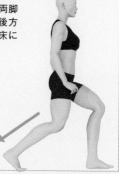

軽く膝を曲げた両脚を前後に開き、後方の足のかかとを床に押しつける。

プロテインのウソ・ホント

●トレーニングをしないでプロテインを飲むと太るってホント?

【ホント】

　まず「現在、運動をしていない方」および「現在の食事で体重の減増がない方」の場合、太る可能性はある。なぜならプロテインも食品に分類され、当然摂取した場合はエネルギー（カロリー）になる。現在の食事で体重が安定しているのに、運動なしに摂取カロリーが増えると当然体重増加になる可能性が高い。その度合いは摂取タイミング、プロテインの成分にも影響される。

●プロテインの中には"健康に良くない成分"が入っているものがあるってホント?

【ホントともウソともいえない】

　"健康に良くない成分"は過言であるが、プロテインの中には人工甘味料が含まれるものもある。人工甘味料には身体に有害なものもあるため注意が必要である。また、どの食品にも「質」があるように、プロテインにも「質」はある。高品質のものは当然そのようなものが入っていない、もしくは限りなく「入っていないに等しい」ものだと思われる。

●プロテインを飲むとおならが臭くなるってホント?

【（人によっては）ホント】

　人によってはあり得ると考えられる。食べ物を消化するにあたり、消化が苦手な栄養素や個人の消化能力の差もあるし、消化に時間がかかるものの摂取により胃腸に負担をかけると上手く消化吸収がされず、ガスの発生につながる可能性がある。

●プロテインは肝臓や腎臓に悪いってホント?

【ホントともウソともいえない】

　プロテインに限らず、身体の許容量以上のタンパク質は身体に悪影響を及ぼす可能性がある。日本人であれば通常体重×1倍くらいのタンパク質/gを摂取していれば問題ないと思われる。ウェイトトレーニングを実施している場合や、アスリートは必然的にその量は多くなり、体重の2〜2. 5/gが理想だと言われている。プロテインパウダーが開発されて半世紀以上経ち広くトレーニーに愛飲されてきたが、現在まで明らかに悪い影響を与えているような兆候は見られていない。

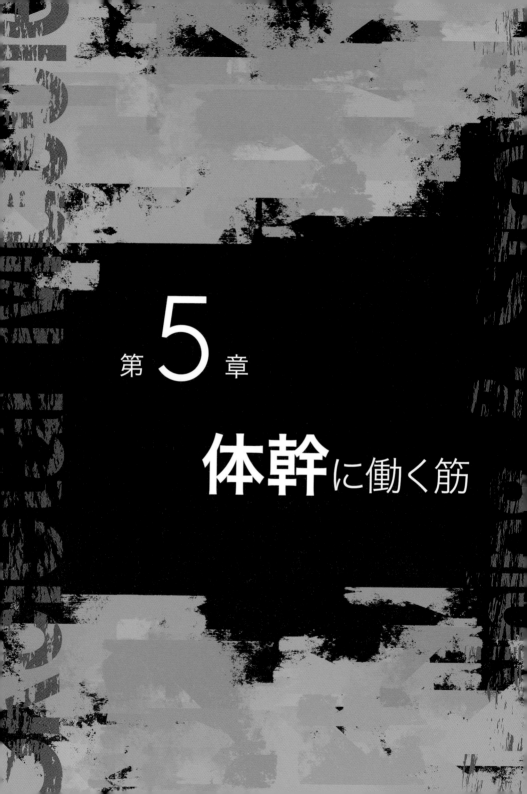

第5章

体幹に働く筋

体幹に働く筋の複合図

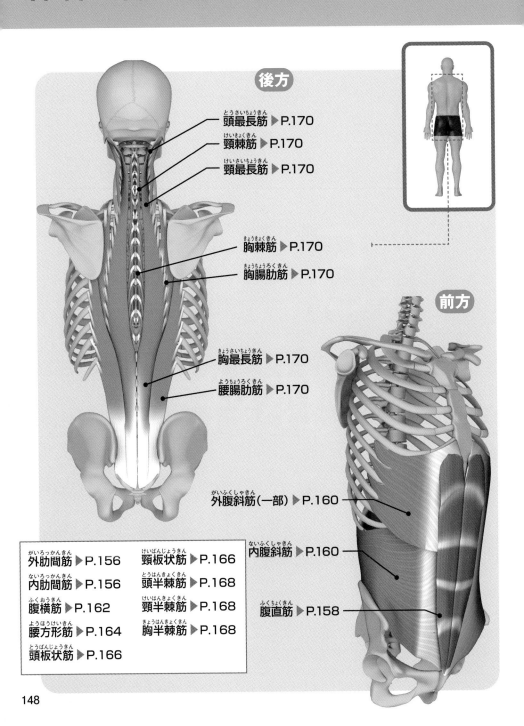

後方

とうさいちょうきん
頭最長筋 ▶P.170

けいきょくきん
頸棘筋 ▶P.170

けいさいちょうきん
頸最長筋 ▶P.170

きょうきょくきん
胸棘筋 ▶P.170

きょうちょうろくきん
胸腸肋筋 ▶P.170

きょうさいちょうきん
胸最長筋 ▶P.170

ようちょうろくきん
腰腸肋筋 ▶P.170

前方

がいふくしゃきん
外腹斜筋(一部) ▶P.160

ないふくしゃきん
内腹斜筋 ▶P.160

ふくちょくきん
腹直筋 ▶P.158

がいろっかんきん
外肋間筋 ▶P.156

ないろっかんきん
内肋間筋 ▶P.156

ふくおうきん
腹横筋 ▶P.162

ようほうけいきん
腰方形筋 ▶P.164

とうばんじょうきん
頭板状筋 ▶P.166

けいばんじょうきん
頸板状筋 ▶P.166

とうはんきょくきん
頭半棘筋 ▶P.168

けいはんきょくきん
頸半棘筋 ▶P.168

きょうはんきょくきん
胸半棘筋 ▶P.168

背部の深層に位置する脊柱起立筋を中心に、脊柱の屈曲、伸展、側屈、回旋運動に関与する。腹部の筋は脊柱運動のほかに、腹圧を上昇させる重要な働きがある。

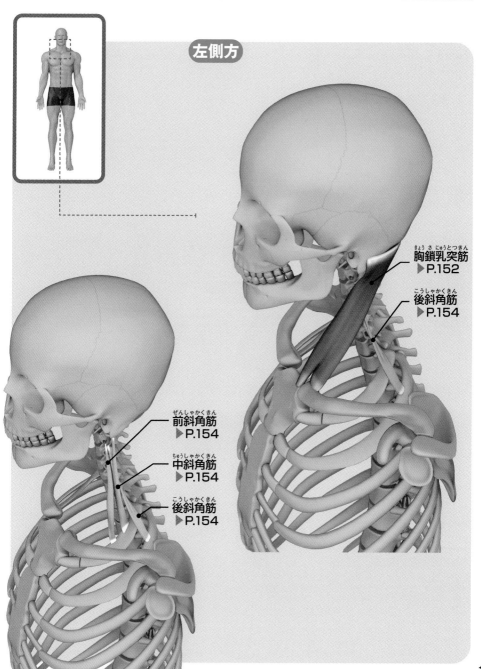

左側方

胸鎖乳突筋
▶P.152

後斜角筋
▶P.154

前斜角筋
▶P.154

中斜角筋
▶P.154

後斜角筋
▶P.154

体幹の屈曲・伸展

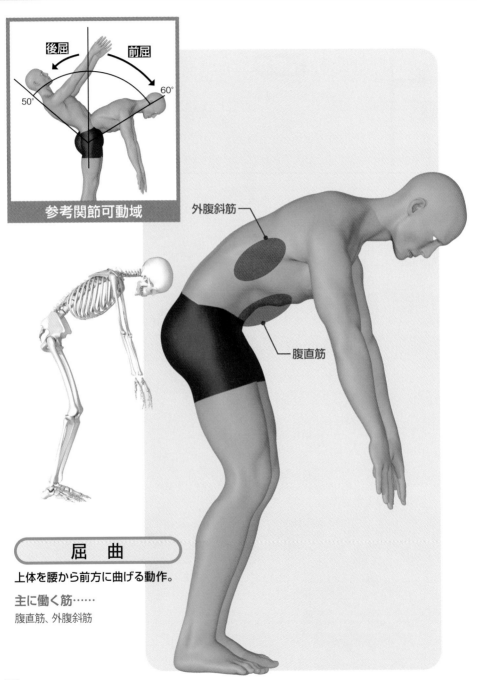

後屈　前屈

50°　60°

参考関節可動域

外腹斜筋

腹直筋

屈　曲

上体を腰から前方に曲げる動作。

主に働く筋……
腹直筋、外腹斜筋

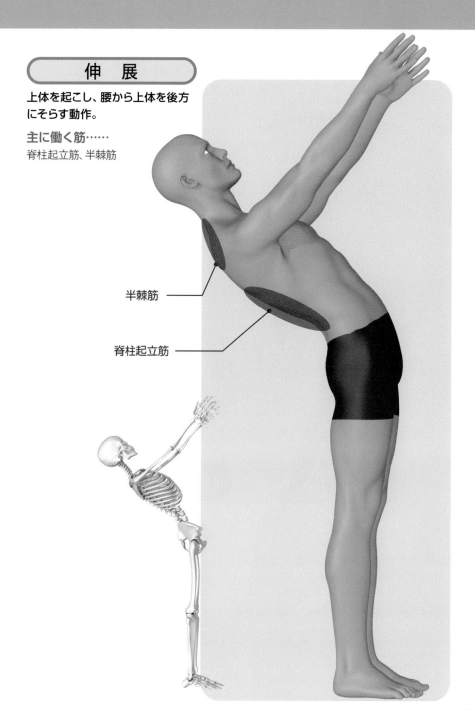

伸　展

上体を起こし、腰から上体を後方
にそらす動作。

主に働く筋……
脊柱起立筋、半棘筋

半棘筋

脊柱起立筋

151

胸鎖乳突筋

きょうさにゅうとつきん

側頸部を斜めに走行する帯状の筋で、人体の中で最も速筋線維の占める割合が高いといわれている。頭の傾きに素早く反応する筋。

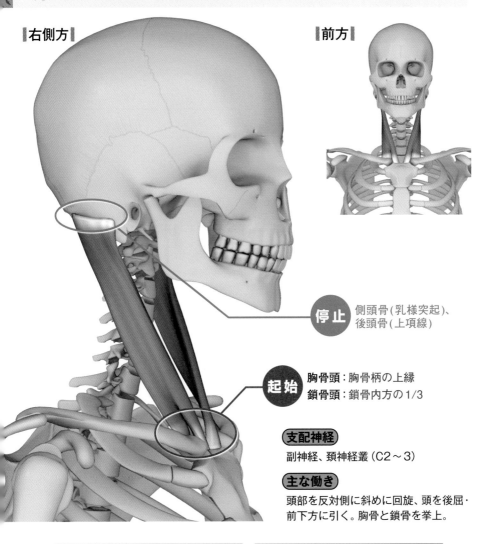

‖右側方‖

‖前方‖

停止 側頭骨（乳様突起）、後頭骨（上項線）

起始 胸骨頭：胸骨柄の上縁
鎖骨頭：鎖骨内方の1/3

（支配神経）
副神経、頸神経叢（C2～3）

（主な働き）
頭部を反対側に斜めに回旋、頭を後屈・前下方に引く。胸骨と鎖骨を挙上。

生活動作（ADL）
仰向けに寝た状態から頭を起こす動作で働く。また首をすくめて、頭を突き出す働きもある。ちなみに激しい呼吸の際、胸郭を上げ、吸息を助成する役割もある。

スポーツ動作
ラグビーやアメリカンフットボールのタックルやスクラムの際に強く働く。またウエイトトレーニングのラットプルダウン（フロント）のプル動作でも強く働く。

Training & Stretch
トレーニング&ストレッチ

パートナー・ネック・ムーブメント

ベンチに仰向けになり、パートナーに軽く押さえてもらった頭部をゆっくり持ち上げる。

頭部を回すストレッチ

仰向けになり、首を横にひねる。そのときひねった方向と反対側の手で頭部を軽く押す。

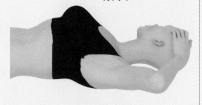

クランチ

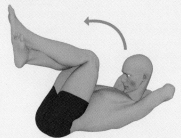

仰向けになって大腿を直角に挙げ、膝関節は曲げる。そこから体幹を巻き込み、膝に顔を近づける。

首を後ろに倒すストレッチ

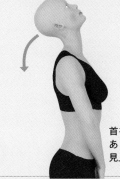

首を後ろに倒して、あごを上に向けて見上げる。

レッグレイズクランチ

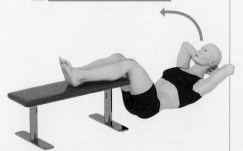

膝からつま先までをベンチにのせた状態で行うクランチ。

首を横に倒すストレッチ

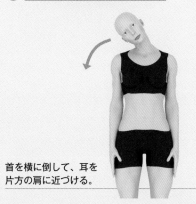

首を横に倒して、耳を片方の肩に近づける。

153

前・中・後斜角筋

ぜん・ちゅう・こうしゃかくきん

第1、第2肋骨を引き上げ、胸郭を広げる吸息補助筋。前斜角筋と中斜角筋との間にできる隙を斜角筋隙という。

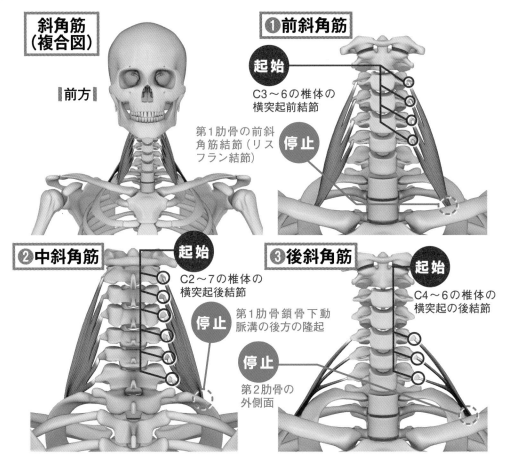

斜角筋（複合図）

|前方|

第1肋骨の前斜角筋結節（リスフラン結節）

❶前斜角筋

起始 C3～6の椎体の横突起前結節

停止

❷中斜角筋

起始 C2～7の椎体の横突起後結節

停止 第1肋骨鎖骨下動脈溝の後方の隆起

❸後斜角筋

起始 C4～6の椎体の横突起の後結節

停止 第2肋骨の外側面

支配神経

❶頚神経叢および腕神経叢の枝（C4～6）
❷頚神経叢および腕神経叢の枝（C2～C8）
❸腕神経叢の枝（C8）

主な働き

❶❷第1肋骨の挙上。肋骨を固定するときには頚椎の前屈、側屈
❸第2肋骨の挙上。肋骨を固定するときには頚椎の前屈、側屈

生活動作（ADL）

吸息の際、肋骨を引き上げて胸郭を広げる。肋骨を固定すれば、頚椎を前屈する。一側が働けば同側が側屈する。

スポーツ動作

ラグビーやアメリカンフットボールなどの激しい呼吸を伴い、タックルやスクラムの多い競技などで強く働く。また、水泳のクロールの息継ぎ動作などでも働く。

Training & Stretch
トレーニング&ストレッチ

🏋 ツイスティング・シットアップ

仰向けになって両膝を
直角に曲げて立て、頭
部に両手を添えて上体
をひねりながら起こす。

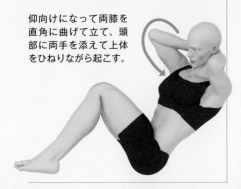

🏊 仰向けで首を倒すストレッチ

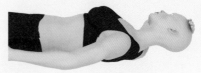

仰向けになり、首を横に倒して、耳を片方
の肩に近づける。

🏊 首を横に倒すストレッチ

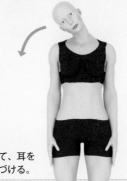

首を横に倒して、耳を
片方の肩に近づける。

Column　斜角筋症候群

　斜角筋症候群とは首の筋肉で神経や血
管を圧迫してしまう疾患で、胸郭出口症
候群に含まれ、手の痺れや腕のだるさな
どの症状が現れる。原因は重いものを持
つ、なで肩、ハードなトレーニングやオー
バーハンドスポーツなどで首の筋肉に負
担がかかる作業や動作を行ったり、元々
の体型など不良姿勢により前斜角筋と中
斜角筋の隙間が狭くなり発症する場合が
多い。治療としては原因となっている斜
角筋の緊張を和らげることが重要で、物
理療法や姿勢から改善を図ることにより
根本的な症状の緩和に繋がる。そのため
ホットパックや超音波などで筋肉を温め
る、ストレッチを行うなど筋緊張の緩和
に必要なアプローチを行い、姿勢改善の
ための動作トレーニングや筋力強化など
運動療法をおこなうと良いであろう。

第5章 体幹に働く筋

外・内肋間筋

がい・ないろっかんきん

外肋間筋は肋間隙をみたす肋間筋の中では最も表層にある。また内肋間筋は外肋間筋の深層に位置し、筋線維の走行は外肋間筋と反対である。

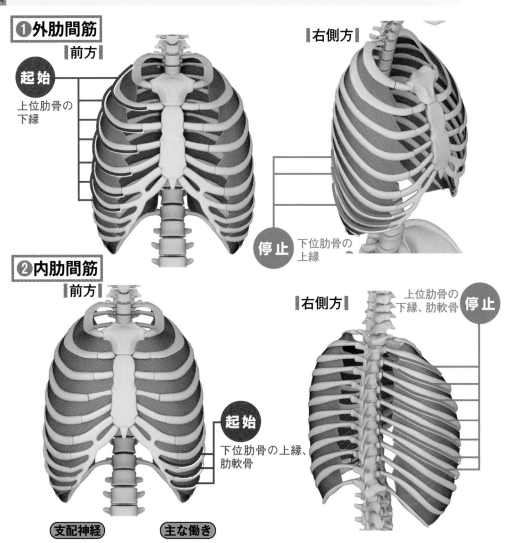

❶外肋間筋

前方

起始

上位肋骨の下縁

右側方

停止

下位肋骨の上縁

❷内肋間筋

前方

起始

下位肋骨の上縁、肋軟骨

右側方

上位肋骨の下縁、肋軟骨 停止

（支配神経）　　（主な働き）

肋間神経（T1～11）　❶吸気時に肋骨を挙上、胸郭の拡大（胸式呼吸）
　　　　　　　　　　❷呼気時に肋骨間を収縮し、胸郭を狭める

生活動作（ADL）	スポーツ動作
胸郭の安定化に貢献し、吸息時に働く。すなわち肋骨を引き上げ、胸郭を広げる。	あらゆる激しい呼吸を伴うスポーツ競技の動作で働く。

Training & Stretch トレーニング＆ストレッチ

ツイスティング・シットアップ

仰向けになって両膝を直角に曲げて立て、頭部に両手を添えて上体をひねりながら起こす。

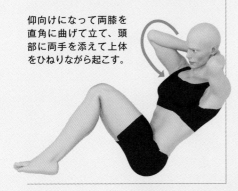

手をついて上体を反らすストレッチ

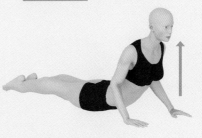

うつぶせで腰を床につけたまま、床に両手をついて上体を起こし、前を向く。

体を後屈させるストレッチ

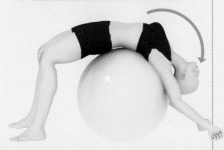

バランスボールに背中と両肩をあずけ、両腕を頭上に垂らす。

Column　外・内肋間筋

肋間筋は肋間にある３層の薄い筋で、内肋間筋（internal intercostal）、外肋間筋（external intercostal）および最内肋間筋（intermost intercostal）からなる。肋骨と肋骨の間を走行し、呼吸運動に深く関与する呼吸筋の一種といえる。外肋間筋が収縮し肋骨が引き上げられると、胸郭が広がり胸腔内圧が下がるので吸気が行える。内肋間筋が収縮すると、肋骨が引き下げられて胸郭が狭まるので呼気が行える。ただし、安静呼吸では内肋間筋が収縮せずに、外肋間筋や横隔膜が弛緩するだけで呼気が行える。安静呼気位以上に呼出するときに内肋間筋が収縮する。

腹直筋

ふくちょくきん

前腹部の両側を縦走する平たく長い筋。左右の筋は腹直筋鞘に包まれている。
筋腹を3～5節に分ける多腹筋。

┃前方┃

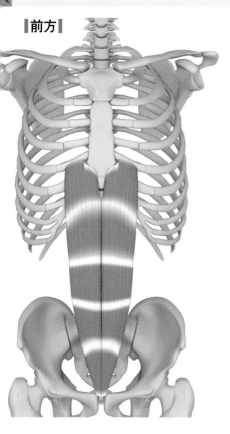

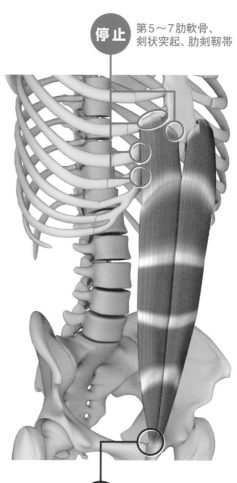

停止 第5～7肋軟骨、
剣状突起、肋剣靭帯

起始 恥骨の恥骨稜、恥骨
結合前面

支配神経

肋間神経（T5～T12）、腸骨下腹神経（L1）

主な働き

胸郭前壁の引き下げ、体幹の屈曲・腹腔内圧拡大

生活動作（ADL）

腹圧を高めるため、排便や分娩、嘔吐、く
しゃみ、咳をする際に働く。動作では体幹を
前に曲げるときに働く。

スポーツ動作

あらゆるスポーツ動作で働く。特に正しい
フォームの姿勢維持などに働く。

Training & Stretch トレーニング＆ストレッチ

■ シットアップ

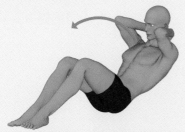

仰向けになり、膝を90°に曲げ両足を床につける。両手は頭に添えて、背中を丸めながら上体を挙上する。

■ レッグレイズクランチ

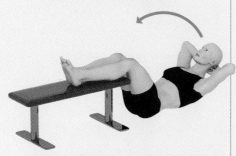

膝からつま先までをベンチにのせた状態で行うクランチ。

■ ハンキングレッグレイズ

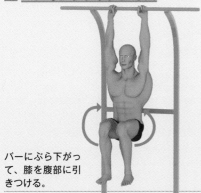

バーにぶら下がって、膝を腹部に引きつける。

■ 肘をついて腹部を伸ばすストレッチ

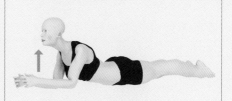

うつ伏せで股関節を床につけたまま、前を向き、肘を立てて身体を起こす。

■ 手をついて上体を反らすストレッチ

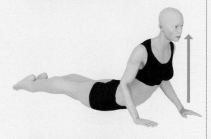

うつ伏せで股関節を床につけたまま、前を向き、両腕を伸ばして体を起こす。

■ 体を後屈させるストレッチ

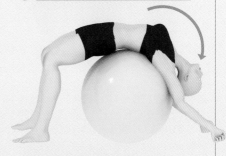

バランスボールに背中と両肩をあずけ、両腕を頭上に垂らす。

External oblique abdominal（イクスターナル オブリーク）／
Internal oblique abdominal（インターナル オブリーク）

外・内腹斜筋

がい・ないふくしゃきん

外腹斜筋は側腹部の最外層に位置する。内腹斜筋は外腹斜筋に覆われ、側腹部の中間層に位置する。

❶外腹斜筋

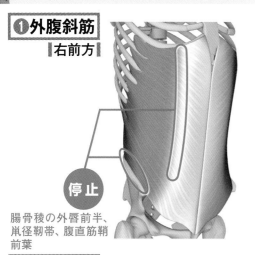 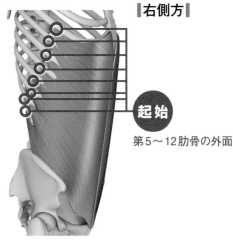

右前方　**右側方**

停止

腸骨稜の外唇前半、鼠径靭帯、腹直筋鞘前葉

起始

第5〜12肋骨の外面

❷内腹斜筋

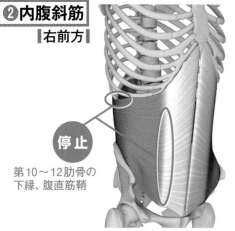 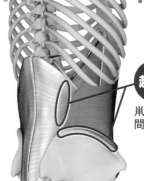

右前方　**後方**

停止

第10〜12肋骨の下縁、腹直筋鞘

起始

鼠径靭帯、腸骨稜中間線、胸腰筋膜深葉

支配神経

❶肋間神経（T5〜12）、腸骨下腹神経（L1）
❷肋間神経（T5〜12）、腸骨下腹神経（T12〜L1）、腸骨鼠径神経（L1〜2）

主な働き

❶体幹（脊柱）の前屈、側屈（同側）、体幹反対側回旋、胸郭引き下げ
❷体幹の屈曲、側屈、同側回旋

生活動作（ADL）

腹圧を高めるため、排便や分娩、嘔吐、くしゃみ、咳をする際に働く。動作では体幹を前または側方に曲げるときに働く。

スポーツ動作

捻り動作が含まれるスポーツ動作で強く働く。

160

Training & Stretch トレーニング＆ストレッチ

✦ ツイスティング・シットアップ

仰向けになって両膝を
直角に曲げて立て、頭
部に両手を添えて上体
をひねりながら起こす。

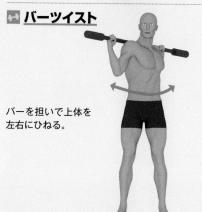

✦ 手をついた状態で体をひねる
ストレッチ

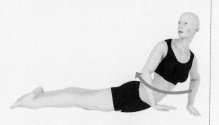

うつ伏せで股関節を床につけたまま、床に
両手をついて上体を起こし、左右にひねる。

✦ バーツイスト

バーを担いで上体を
左右にひねる。

✦ 立位で体を横に倒す
ストレッチ

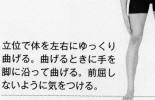

立位で体を左右にゆっくり
曲げる。曲げるときに手を
脚に沿って曲げる。前屈し
ないように気をつける。

✦ ダンベル・サイドベント

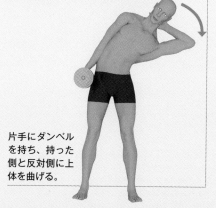

片手にダンベル
を持ち、持った
側と反対側に上
体を曲げる。

✦ 座位で体を横に倒す
ストレッチ

椅子に座って、体を左右
にゆっくり曲げる。曲げ
るときに片手を床に向け
て伸ばしていく。前屈し
ないように気をつける。

腹横筋

ふくおうきん

内腹斜筋に覆われ、側腹筋の最深層に位置する。

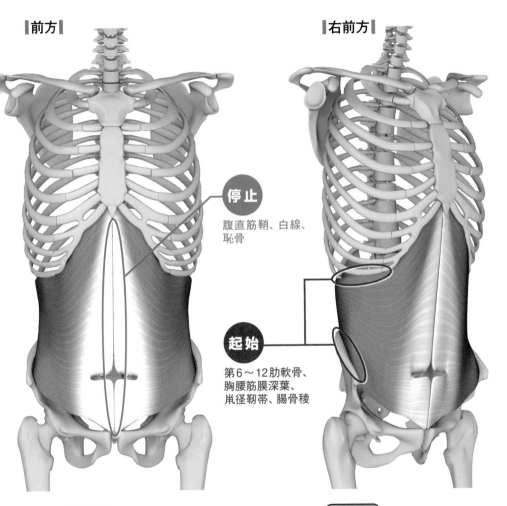

前方

右前方

停止

腹直筋鞘、白線、
恥骨

起始

第6〜12肋軟骨、
胸腰筋膜深葉、
鼡径靭帯、腸骨稜

支配神経

肋間神経（T7〜T12）、腸骨下腹神経（T12〜L1）、
腸骨鼡径神経（L1）

主な働き

下位肋骨を下に引き、腹腔内圧拡大

生活動作（ADL）

腹腔の容量を小さくし、排便や分娩、嘔吐、
くしゃみ、咳をする際に働く。

スポーツ動作

多くのスポーツ動作で働く。特に正しい
フォームの姿勢維持などに働く。

Training & Stretch トレーニング & ストレッチ

ツイスティング・シットアップ

仰向けになって両膝を
直角に曲げて立て、頭
部に両手を添えて上体
をひねりながら起こす。

手をついた状態で体をひねる ストレッチ

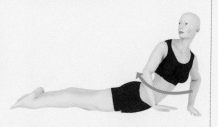

うつ伏せで股関節を床につけたまま、床に
両手をついて上体を起こし、左右にひねる。

肘をついて腹部を伸ばす ストレッチ

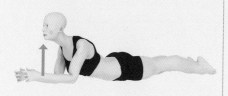

うつ伏せで股関節を床につけたまま、前を
向き、肘を立てて身体を起こす。

体を後屈させるストレッチ

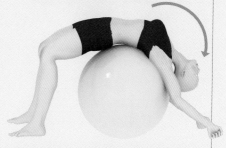

バランスボールに背中と両肩をあずけ、両
腕を頭上に垂らす。

手をついて上体を反らす ストレッチ

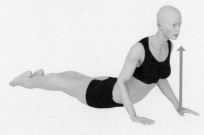

うつ伏せで股関節を床につけたまま、前を
向き、両腕を伸ばして体を起こす。

第5章

体幹に働く筋

163

腰方形筋

ようほうけいきん

骨盤を介して股関節を上げることができるため、股関節挙筋とも呼ばれる。腰椎の両側で胸腰筋膜の前にある長方形の筋。

前方

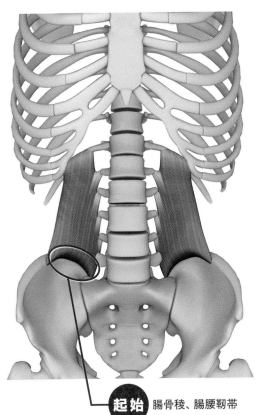

起始 腸骨稜、腸腰靭帯

後方

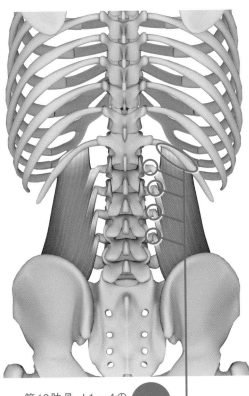

第12肋骨、L1〜4の
肋骨突起

停止

支配神経

腰神経叢（L12〜L3）

主な働き

腰椎の伸展・側屈、第12肋骨の下制

生活動作（ADL）

床座位から側屈して物を拾い上げるときに働く。

スポーツ動作

体操競技のあん馬やテニスやバトミントンのサーブで強く働く。

Training & Stretch トレーニング&ストレッチ

■ ダンベル・サイドベント

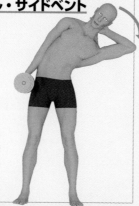

片手にダンベル
を持ち、持った
側と反対側に上
体を曲げる。

■ 座位で体を横に倒すストレッチ

椅子に座り、体を左右に
ゆっくり曲げる。曲げる
ときに片手を床に向けて
伸ばしていく。前屈しな
いように気をつける。

■ 四つばいで片手を後ろに伸ばすストレッチ

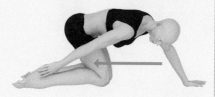

四つばいで片手を足首の方に伸ばす。

■ 立位で手を上方へ伸ばし、背中をひねるストレッチ

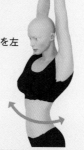

両手を頭上に上げ、上体を左
右にゆっくりひねる。

■ 立位で体を横に倒すストレッチ

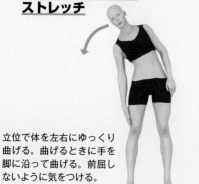

立位で体を左右にゆっくり
曲げる。曲げるときに手を
脚に沿って曲げる。前屈し
ないように気をつける。

■ 立位で背中をひねるストレッチ

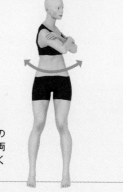

立位で両手を胸の
前で交差させ、両
肩を片側へゆっく
りひねる。

頭・頸板状筋

とう・けいばんじょうきん

頭頸部の最も浅層にある固有背筋である。それぞれ見た目には区別しにくいが、停止部からたどっていくと分離しやすい。

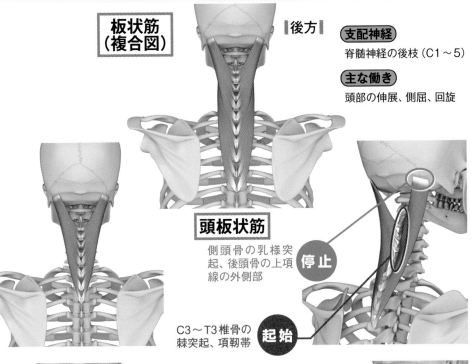

板状筋（複合図）

▮後方▮

（支配神経）
脊髄神経の後枝（C1〜5）

（主な働き）
頭部の伸展、側屈、回旋

頭板状筋

側頭骨の乳様突起、後頭骨の上項線の外側部　**停止**

C3〜T3椎骨の棘突起、項靭帯　**起始**

頸板状筋

C1〜3椎骨の横突起後結節　**停止**

T3〜6椎骨の棘突起　**起始**

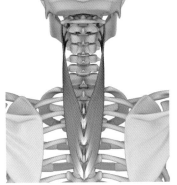
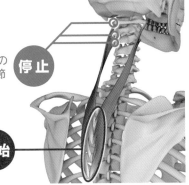

生活動作（ADL）
頸（頭）を反らせる動作や頸を回す動作で働く。

スポーツ動作
ラグビーやアメリカンフットボールのスクラムやタックルで強く働く。また、水泳の息継ぎ動作などでも働く。

166

Training & Stretch トレーニング&ストレッチ

🦴 バックエクステンション

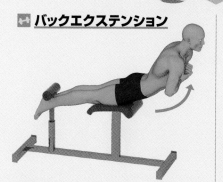

専用ベンチにうつぶせになって足を固定し、上体を持ち上げる。

🦴 ネックエクステンション

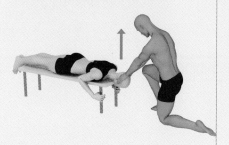

ベンチにうつぶせになり、パートナーに頭部を押さえてもらいながら、首を上げる。

💪 座位で頸部を前屈する ストレッチ

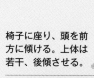

椅子に座り、頭を前方に傾ける。上体は若干、後傾させる。

💪 首を横にひねるストレッチ

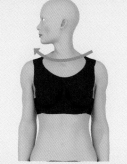

首をひねって、あごを片方の肩に近づける。

💪 首を前に倒すストレッチ

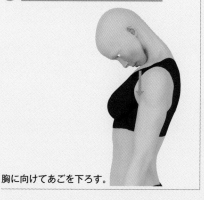

胸に向けてあごを下ろす。

💪 頭部を前に押し出すストレッチ

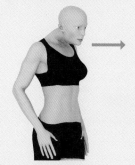

あごを突き出し、頭を前に押し出す。

頭・頸・胸半棘筋

とう・けい・きょうはんきょくきん

横突棘筋（横突起から始まり、別の椎骨の棘突起に終わる筋）に属する。頭部を
支え、頭部や脊柱を反らせる強力な筋。

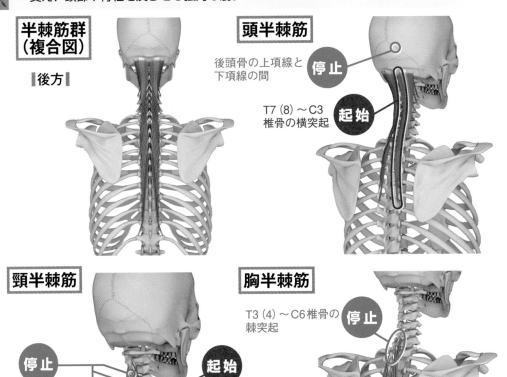

**半棘筋群
（複合図）**

▌後方▌

頭半棘筋

後頭骨の上項線と
下項線の間　**停止**

起始

T7（8）〜C3
椎骨の横突起

頸半棘筋

停止

C6〜2椎骨の
棘突起

起始

T6（7）〜C7
椎骨の横突起

胸半棘筋

T3（4）〜C6椎骨の
棘突起　**停止**

起始

T11（12）〜T7（6）
椎骨の横突起

支配神経
脊髄神経の後枝（C1〜T7）

主な働き
頭部、頸部、脊椎の伸展、回旋（対側）、側屈（同側）

生活動作（ADL）
両側が働けば頸部や脊柱を後ろに反らせ、
片方が働けば同側に曲げる。頭部を支え、
頭部や脊柱を反らせる。

スポーツ動作
ラグビーやアメリカンフットボールのスクラ
ムやタックルで強く働く。

Training & Stretch
トレーニング&ストレッチ

🏋 バックエクステンション

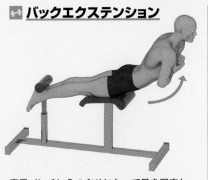

専用ベンチにうつぶせになって足を固定し、
上体を持ち上げる。

🏊 首を前に倒すストレッチ

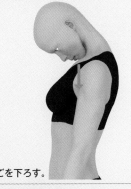

胸に向けてあごを下ろす。

🏋 ネックエクステンション

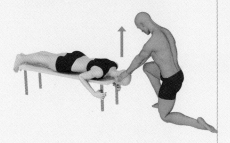

ベンチにうつぶせになり、パートナーに頭
部を押さえてもらいながら、首を上げる。

🤸 四つばいで背中を丸くするス
トレッチ

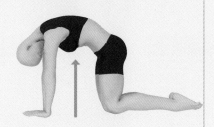

四つばいで背中を上方へ弓なりにし、背中
を丸くする。

Column　棘筋とは？

　棘筋は脊柱起立筋を構成する腸肋筋・
最長筋・棘筋のなかでも最も内側に位置
する筋肉で、頭棘筋、頸棘筋、胸棘筋か
ら構成されていて、体幹の伸展・側屈・
回旋の作用がある。棘筋だけを鍛える種
目は存在しないが、他の協働筋とともに
体幹を伸展させる動作のトレーニングで
鍛えることができる。デッドリフトやハ
イパーエクステンションなどがその代表
種目として挙げられる。この筋肉が何ら
かの理由により働きが鈍くなると、背骨
がうまく動かなくなりスポーツ動作や日
常生活動作に支障が出ることも散見され
ることからしっかりストレッチする必要
がある。ストレッチすることにより、脊
柱起立筋の疲れを解消したり、背骨の歪
みを改善したりすることが期待できる。

脊柱起立筋

せきちゅうきりつきん

体幹の後面を骨盤から頸部までを縦走する筋である。3つの筋で脊柱起立筋を
形成している。

脊柱起立筋（複合図）

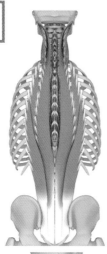

❶腸肋筋

頸腸肋筋

胸腸肋筋

腰腸肋筋

❷最長筋

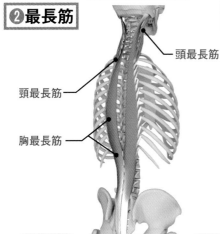

頭最長筋

頸最長筋

胸最長筋

❸棘筋

頸棘筋

胸棘筋

支配神経

❶脊髄神経の後枝（C8～L1）
❷脊髄神経の後枝（C1～L5）
❸脊髄神経の後枝（C2～T10）

主な働き

❶腰椎の伸展、側屈
❷頭部、頸椎、脊椎の伸展、側屈（回旋）
❸脊椎の伸展、側屈

生活動作（ADL）

頸部と体幹を伸展する。片方が働くと、頸部
と体幹を同側方に側屈する。

スポーツ動作

あらゆるスポーツで働く。特にウエイトリフ
ティングやパワーリフティングなどのリフティ
ング動作で強く働く。

Training & Stretch トレーニング＆ストレッチ

🏋 デッドリフト

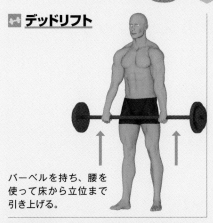

バーベルを持ち、腰を
使って床から立位まで
引き上げる。

🏋 スティッフレッグド・デッドリフト

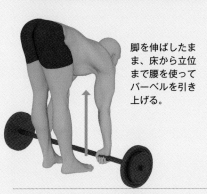
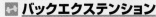

脚を伸ばしたま
ま、床から立位
まで腰を使って
バーベルを引き
上げる。

🏋 バックエクステンション

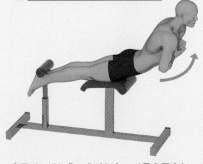

専用ベンチにうつぶせになって足を固定し、
上体を持ち上げる。

🧘 座位で上体を倒すストレッチ

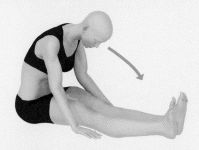

両脚を前方に伸ばして座り、頭部と胸部を
前方に倒す。

🧘 仰向けで両膝を胸に引きつけるストレッチ

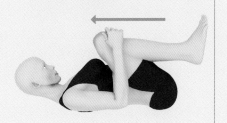

仰向けになり、両膝をそろえて少し持ち上
げ、両腕で両膝を胸に引きつける。

🧘 四つばいで背中を丸くするストレッチ

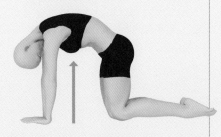

四つばいで背中を上方へ弓なりにし、背中
を丸くする。

筋力トレーニング前後のストレッチ

●トレーニング前は「ダイナミック・ストレッチ」を

筋力トレーニングを始める前はしっかりとウォーミングアップを行わなければならない。ウォーミングアップを行うことでケガを未然に防ぐとともに、神経の働きを活性化しトレーニングの効果をより高めてくれる。そしてウォーミングアップとしてよく取り入れられる方法の一つが「ストレッチ」。しかしストレッチにも様々な種類があり、適切なストレッチ方法を選ぶ必要がある。中でも筋力トレーニングの前のウォーミングアップに適したストレッチとしては、カラダを動かしながら筋肉を伸ばす「ダイナミック・ストレッチ」と呼ばれる方法が推奨される。ラジオ体操やサッカー選手が良く行っているブラジル体操などがダイナミック・ストレッチにあたる。反対に世間一般で広く認知されている、静止したままじっくり筋肉を伸ばす「スタティック・ストレッチ」と呼ばれるストレッチ法は、静止している時間が長く筋肉が伸びきってしまい、力が発揮しにくくなるという研究結果もある。

トレーニング前のウォーミングアップ時は「ダイナミック・ストレッチ」を中心に、うっすら汗ばむぐらいを目安に10分程度行おう。

●トレーニング後は「スタティック・ストレッチ」をする

トレーニング後は疲労の蓄積をやわらげ、次のトレーニングまでにカラダを回復させておくためにもしっかりクーリングダウンを行わなければならない。このトレーニング後のクーリングダウンには、「スタティック・ストレッチ」と呼ばれる、カラダの反動を使わずに静止した状態で筋肉を伸ばすストレッチ法が推奨される。プロのアスリート選手であれば、このクーリングダウンに1時間くらいかけてしっかりとケアに充てる人も多いが、一般のトレーニーであればそこまで長時間のクーリングダウンは必要ないと思われる。ただし時間がない場合でも、最低15分くらいを目安にクーリングダウンするべきであろう。またクーリングダウンとは別にトレーニング中のケガや筋肉もしくは関節に痛みが出ている場合は、アイシングなどのRICE処置で炎症を抑える努力をしよう。

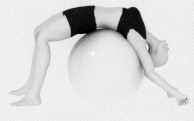

資料

- ストレッチングの基礎知識／
  ウエイトトレーニングの基礎知識
- 筋の起始・停止・支配神経・作用・
  生活動作 (ADL) 一覧表

ストレッチングの基礎知識

ストレッチングの実際

　ストレッチングとは身体における伸張運動のことで、いわゆる柔軟体操の一種である。号令をかけ反動をつけて行う柔軟体操もストレッチングであり、反動をつけずにゆっくり筋肉を伸ばしていく柔軟体操もストレッチングである。

　筋肉は筋線維が集まって出来ている。この筋線維を過剰に伸ばしたり縮めたりという働きを繰り返すと、元来の長さに戻る性質（弾性）が失われ、筋肉が短縮したまま硬くなり、筋・腱の炎症、筋断裂などの障害を生じやすくなる。

　特に、筋肉と骨をつなぐ腱はもともと弾性や伸展性が少ない組織であるため、炎症や断裂を起こしやすい。筋肉のアンバランスや硬化した状態では、肉離れなどの外傷や腰痛などの障害を起こしやすくなる。

　スポーツだけではなく日常生活においても、同一姿勢を長時間保つことにより、筋肉が過緊張し、柔軟性が低下する。この状態は肩こりや腰痛などの原因となる。

　ストレッチングは、コンデショニング、リハビリテーション、障害予防を目的としている。この背景には、骨格筋の筋緊張の緩和、関節可動域の増大、末梢循環の促進による疲労物質の除去などの生理学的効果が挙げられる。

表1　ストレッチングの効果

①	外傷、傷害を予防する
②	血行を促進する
③	関節可動域を拡大する
④	筋肉の協調性を高める
⑤	筋肉の緊張を和らげる
⑥	精神的にリラックスさせ集中力を高める

表2　ストレッチングの原則

①	反動をつけず、ゆっくりと（スタティック・ストレッチの場合）
②	呼吸を止めない
③	無理に伸ばしすぎない（痛みを感じる少し手前で止める）
④	ストレッチする筋肉に集中する
⑤	毎日行うのが望ましい
⑥	各個人の柔軟性を重視して、決して競争はさせない

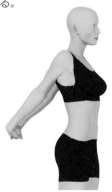

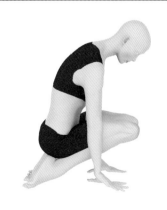

表3	ストレッチングの種類と特徴

①スタティック・ストレッチング

【方法】	反動や弾みをつけずに、筋肉をゆっくり伸ばしていき、痛みが伴わないところで15秒〜1分程度静止する。
【特徴】	伸張反射が起きにくく、やり方が簡単で一人で、どこでも行える。

②バリスティック・ストレッチング（弾性ストレッチング）

【方法】	反動をつけて行うストレッチングである。弾みをつけて伸張反射（筋肉が急に伸ばされるとそれ以上、筋肉が伸びて障害を引き起こさないように反射的に筋肉を収縮させる反射）を引き起こしながら行う。
【特徴】	競技種目に合わせて行えるが、伸張反射が起きるため、弊害も散見される。サッカーの競技で見られるブラジル体操や日本のラジオ体操もこのストレッチングの応用である。

③ダイナミック・ストレッチング

【方法】	拮抗筋を繰り返し働かせて目的の筋を伸ばす。いわゆる相反性神経支配（拮抗筋が最大収縮している時に、主働筋に最大弛緩が起こる）を利用したストレッチング。
【特徴】	筋肉の弾性を高める効果が高い。

④パートナーストレッチング

【方法】	パートナーの協力で伸展力を増して行うストレッチング。
【特徴】	受動的ストレッチングである。

スポーツにおける ストレッチングの使い分け

　競技や練習におけるストレッチングの考え方は、短縮した筋肉を元に戻すことが基本となる。もし、関節可動域の拡大を最大の目的とするならば、別のタイミングで実施するほうが賢明である。

　関節可動域の拡大には、スタティック・ストレッチングを数回に分けて行うのが効果的である。特にお風呂上りは血流が良いため、より効果的であるといわれている。

表4	スポーツ現場における ストレッチングの導入例

①	ジョギング
②	スタティック・ストレッチング
③	バリスティック・ストレッチング
④	競技技術練習
⑤	スタティック・ストレッチング

資料

ウエイトトレーニングの基礎知識

ウエイトトレーニングの基礎知識

　ウエイトトレーニングは、骨格筋のための筋力トレーニングという意味合いであり、筋力を増加させるために最も有効な方法である。適切なウエイトトレーニングは身体の体型を改善し、運動能力の向上に役立ち、リハビリテーションの貴重な手段ともなる。女性にとっても大変有益で、女性ホルモンの関係で巨大でかさ高い筋肉には発達せず、しなやかで無駄のない筋肉になる。また、ウエイトトレーニングは骨も強化し、骨粗鬆症の防止にも役立つ。

　筋肉に対するトレーニングの負荷は、筋肉の通常刺激よりも強くなくてはならない。マシンやフリーウエイトは、筋力の異なる各個人に適切な過負荷を与えるのに最適なツールといえる。フリーウエイトは上級者やスポーツ選手の強化など用途が広く、マシンは初心者がそれを使って安全かつ容易に実施することが可能となるという特長があり、双方を用途別に使い分ける。

ウエイトトレーニングのポイント

①意識の集中

　ウエイトトレーニングでは、常にトレーニングしている筋肉に意識を集中しながら反復することが大切である。その筋肉に意識を集中させているか否かで、筋肉の発達は全く違ってくるといわれている。なぜなら、意識することによって神経が集中され、筋線維に十分に働きかけるようになるからである。

②フルストレッチ

　ウエイトトレーニングでは、目的とする筋肉の動かす範囲、すなわち可動域をめいっぱい動かす。なぜなら、トレーニングの負荷とは「使っている重量」×「動かした距離」だからである。

　筋肉を意識してフルストレッチ（最大伸展）、フルコントラクション（最大収縮）させることにより、強い刺激を与えることができ、より発達させることが可能となる。鏡でチェックするとわかりやすいだろう。

③呼吸

　ウエイトトレーニングでは、呼吸を止めずに動作を続けることが大切である。なぜなら、呼吸を止めたまま行うと、急激に血圧が上がってしまうからである。基本的には、力を入れるときにゆっくり息を吐き、力を緩めるときにゆっくり息を吸う。

④重量と回数、頻度

　初心者がウエイトを選ぶ場合、1回のセットで連続15回動作できる重量（最大筋力の約70%）を選ぶようにする。よく10回という回数（最大筋力の約80%）がいわれているが、ケガやフォーム習得の面から初心者は15回できるぐらいの余裕を持たせた重量が良いようだ。そのウエイトで10回×3セットを行う。

　実際ウエイトを上げられる回数は、疲れてくるため、1セット目10回、2セット目9回、3セット目8回などと落ちていくのが普通である。最大筋力の測定は、3か月に一度実施し、使用重量や実施種目を変更していく。

　セット間の休憩（インターバル）は1分〜1.5分くらい、またトレーニングの頻度は隔日で1週間に2〜3回が理想といえる。

⑤種目の選択

　大筋群といわれる大きい筋肉（大胸筋、広背筋、大腿四頭筋など）から最初にトレーニングを始めて、その後に小筋群といわれる小さい筋肉（腕やふくらはぎの筋肉など）をトレーニングする。小筋群は大筋群に比べて疲れやすいため、小筋群を先にトレーニングすると大筋群まで十分にトレーニング出来なくなってしまうためである。

　また、トレーニングの後半は疲れも出てきてトレーニング効果も落ちてくるので、優先して強化したい部位があれば、そうした筋肉から最初にトレーニングを行う。

⑥オールアウト

　ウエイトトレーニングにおいては、連続して続けられなくなるまで頑張り、すべての筋力を短時間で出し切ることが重要だといわれている。これをいわゆるオールアウトと呼ぶ。

　オールアウトによって筋肉へ強い刺激を与えることができ、同時に筋肉の負荷に対する適応力も強くなる。筋力を効率良く強化していくためには、各筋群で必ずオールアウトするよう心

がけるようにしよう。もし、なかなかオールアウトできない場合は、負荷やトレーニングメニューを見直してみよう。

⑦超回復

ウエイトトレーニングによって筋肉の筋組織は破壊され、破壊された筋肉は一定期間の休息と栄養を与えることにより、トレーニング前の筋肉よりも太く強くなる。これが超回復と呼ばれる現象である。一般的には、2～3日ほどの休息で超回復期の状態になる。

このように休養はトレーニング効果を発揮する上でとても重要である。ハードなトレーニングを毎日続けて行うと、オーバートレーニングで故障の原因になるが、トレーニング間隔を空けすぎると、元に戻ってしまうので、観察と調整が必要となる。運動、休養、栄養の3要素が身体をつくる最重要ポイントである。

⑧エキセントリックに着目

コンセントリックとは、筋肉が縮みながら力を出す動作（短縮性筋収縮）をいい、エキセントリックとは、反対に筋肉が伸びながら力を出す動作（伸張性筋収縮）をいう。

ウエイトトレーニングでは、バーベルなどを戻すときのエキセントリックについても、より意識して行うことが重要といわれている。すなわち、このエキセントリックの「戻す」という動作をゆっくり丁寧に行うことが、筋肉に効かせるために非常に有用なのである。なぜなら、エキセントリックの局面では、筋損傷しやすく、筋肥大においても大変有用であることがわかっているからである。

トレーニングの原理、原則

物事には原理・原則があるが、トレーニングについても例外ではない。まずは原理、原則の最も大切なのが「ルーの法則」である。人間の持つ機能は、使わなかったり、使い過ぎると退化、萎縮してしまうが、適度に使えば発達するというものである。表5，6にトレーニングの原理・原則をまとめる。

表5　トレーニングの三大原理

①オーバーロード（過負荷）の原理

オーバーロードの原理は、漸増原則、漸進的過負荷原則とも呼ばれる。筋肉には、ある一定の負荷を受け続けると、それに順応するだけの力を備える性質がある。つまり負荷に対して筋肉の発達がマンネリ状態になるので、より筋肉を肥大させるには、筋力のアップに合わせて、扱う重量も一定水準以上増やしていかなければならない。このことをオーバーロード（過負荷）の原理とよぶ。

②可逆性の原理

トレーニングにおける負荷を変えることにより、その効果は変化する。また、トレーニング効果は不変的なものでなく、負荷に応じて可逆的に変化する。このことを可逆性の原則といい、すなわち「トレーニングの効果は貯めておけない」ということを意味する。

③特異性の原理

そのトレーニングの効果は、トレーニングを行った部位や動作、種目よって特異的にあらわれる。

表6　トレーニングの五大原則

①漸進性の原則

筋力や体力の向上に合わせて、徐々に負荷をあげていく必要性がある。結果や成果を急ぐあまり、焦って負荷を急激に増やしても、効果はおろかケガをするリスクも高まってしまう。負荷は徐々に上げていくことが大切である。

②全面性の原則

特定の部位に偏るのではなく、全身をバランスよく均等にトレーニングすることが大切である。

③自覚性の原則

何のためにそのトレーニングを実施するのか、目的をしっかり自覚して取り組み、トレーニングを実施している部位に意識を集中させることが重要である。

④個別性の原則

人は個々それぞれ体質、体力、体格、目的などが異なるため、個人個人の特性を生かし、自らに合ったトレーニングプログラムを実施するようにする。

⑤反復・継続性の原則

ウエイトトレーニングを効果的に行うためには、ある一定期間以上、定期的・継続的に行う必要があります。トレーニングの効果は、1～2か月程度の即効的に期待できるものではなく、外見的には少なくとも4か月以上続ける必要があるといわれている。

筋名1	筋名2	起始	停止	
前鋸筋 (ぜんきょきん)		第1〜8 (9) 肋骨 (前外側面)	肩甲骨の内側縁 (上角・下角を含む)	
肩甲挙筋 (けんこうきょきん)		C1〜4の横突起	肩甲骨の上角、内側縁上部	
僧帽筋 (そうぼうきん)		**上部線維**: 後頭骨上項線、外後頭隆起、項靭帯を介して頚椎の棘突起 **中部線維**: T1〜6の棘突起、棘上靭帯 **下部線維**: T7〜12の棘突起、棘上靭帯	**上部線維**: 鎖骨外側1/3 **中部線維、下部線維**: 肩甲骨の肩峰、肩甲棘	
大・小菱形筋 (だい・しょうりょうけいきん)	①**大菱形筋** (だいりょうけいきん) ②**小菱形筋** (しょうりょうけいきん)	①T1〜4 (もしくはT2〜5)の棘突起 ②C6〜7 (もしくはC7・T1)の棘突起	①肩甲骨の内側縁下部 ②肩甲骨の内側縁上部	
大胸筋 (だいきょうきん)		(1) 鎖骨の内側半 (2) 胸骨前面、第1〜7肋軟骨 (3) 腹直筋鞘の前葉	上腕骨の大結節稜	
三角筋 (さんかくきん)		(1) **肩甲棘部**: 肩甲骨の肩甲棘下縁 (2) **肩峰部**: 肩甲骨の肩峰 (3) **鎖骨部**: 鎖骨の外側1/3の前縁	上腕骨の三角筋粗面	
広背筋 (こうはいきん)		(1) T6 (7) 〜L5の棘突起 (胸腰筋膜を介して) (2) 正中仙骨稜 (3) 腸骨稜の後方、第9〜12肋骨、肩甲骨下角	上腕骨の小結節稜	
大円筋 (だいえんきん)		肩甲骨の外側縁、下角	上腕骨の小結節稜	
小円筋 (しょうえんきん)		肩甲骨の外側縁	上腕骨の大結節下部、肩関節包	

支配神経	作用	生活動作 (ADL)
長胸神経 (C5〜7 (8))	肩甲骨の前進 (外転)、上部は下方回旋、下部は上方回旋、肩甲骨が固定するときに肋骨の挙上。	・かろうじて手が届くものに手を伸ばす ・物を前に押し出したりするとき ・深く息を吸う際、肋骨を持ち上げる
肩甲背神経 (C2〜5)	肩甲骨の挙上、下方回旋	・重いカバンなどを運ぶ動作 ・肩をすくめる動作
副神経 (外枝)、頚神経叢の筋枝 (C2〜4)	**上部線維**:肩甲骨の後退 (内転)、挙上、上方回旋、頭頚部の伸展 **中部線維**:肩甲骨の後退 (内転) **下部線維**:肩甲骨の後退 (内転)、下制、上方回旋	・肘を浮かせた書字動作 ・緊張を緩和したり、衝撃を吸収する ・重いものを持つときに肩甲骨が下がるのを防ぐ
肩甲背神経 (C4〜6)	肩甲骨の後退 (内転)、挙上、下方回旋	・物を自分に引き寄せる動作 ・タンスの引き出しを手前に引く動作
内側および外側胸筋神経 (C6〜T1)	肩関節の内転、内旋、屈曲、水平屈曲。また、吸気を助ける。	・手をついて上肢を固定する ・大きなものを胸の前にて両手で抱える
腋窩神経 (C5〜6)	**鎖骨部**:肩関節の屈曲、内旋、外転、水平屈曲 **肩峰部**:肩関節の外転 **肩甲棘部**:肩関節の伸展、外旋、外転、水平伸展	・腕を前方や側方に持ち上げる動作 ・側方の物に手を伸ばす動作 ・物を上へ持ち上げる動作
胸背神経 (C6〜8)	肩関節の伸展 (後方挙上)、内転、内旋	・腕を後方または下方に引く動作 ・お尻を拭く動作 ・松葉杖歩行
肩甲下神経 (C5〜6 (7))	肩関節の伸展、内転、内旋	・後ろのポケットに手を伸ばす動作 ・トイレ時にお尻を拭く動作
腋窩神経 (C5〜6)	肩関節の伸展、内転、外旋	・髪を後ろにとく動作、またはかき上げる動作

筋名1	筋名2	起始	停止	
棘上筋 (きょくじょうきん)		肩甲骨の棘上窩	上腕骨の大結節上部、肩関節包	
棘下筋 (きょくかきん)		肩甲骨の棘下窩	上腕骨の大結節後中部、肩関節包	
肩甲下筋 (けんこうかきん)		肩甲骨前面（肩甲下窩）	上腕骨の小結節、肩関節包	

第2章 肘関節・手関節・手指に働く筋

筋名1	筋名2	起始	停止	
上腕二頭筋 (じょうわんにとうきん)		短頭：肩甲骨の烏口突起先端 長頭：肩甲骨の関節上結節	上腕二頭筋腱膜を介しての前腕筋膜、橈骨粗面	
上腕筋 (じょうわんきん)		上腕骨（遠位2/3の前面）	尺骨の尺骨粗面	
腕橈骨筋 (わんとうこつきん)		上腕骨外側下部	橈骨の茎状突起	
上腕三頭筋 (じょうわんさんとうきん)		長頭：肩甲骨の関節下結節 内側頭：上腕骨後面（橈骨神経溝より内側） 外側頭：上腕骨後面（橈骨神経溝より外側）	尺骨の肘頭	
円回内筋 (えんかいないきん)		上腕頭：内側上顆・内側上腕筋間中隔 尺骨頭：鈎状突起内側	橈骨外側面の中央部	
回外筋 (かいがいきん)		上腕骨の外側上顆、肘関節の外側側副靭帯、橈骨輪状靭帯、尺骨の回外筋稜	橈骨の近位外側面	
尺側・橈側手根屈筋・長掌筋 (しゃくそく・とうそくしゅこんくっきん・ちょうしょうきん)	①尺側手根屈筋 (しゃくそくしゅこんくっきん) ②橈側手根屈筋 (とうそくしゅこんくっきん) ③長掌筋 (ちょうしょうきん)	①上腕頭：上腕骨の内側上顆 　尺骨頭：尺骨の肘頭と後面上部 ②上腕骨の内側上顆（共通屈筋起始部） ③上腕骨の内側上顆（共通屈筋起始部）、前腕筋膜	①豆状骨、豆中手靭帯、第5中手骨底 ②第2または第3中手骨底の掌側面 ③手掌腱膜	

支配神経	作用	生活動作 (ADL)
肩甲上神経 (C5〜6)	肩関節の外転 (三角筋の協力筋)。上腕骨を関節窩に引き寄せて、肩関節を安定させる。	・体の横でカバンや荷物を保持する動作
肩甲上神経 (C5〜6)	上部：肩関節の外転、外旋 下部：肩関節の内転、外旋	・髪を後ろにとく動作、またはかき上げる動作
肩甲下神経 (C5〜7)	肩関節の内転、内旋	・後ろのポケットに手を伸ばす動作 ・トイレ時にお尻を拭く動作

支配神経	作用	生活動作 (ADL)
筋皮神経 (C5〜6)	肘関節の屈曲、前腕の回外、肩関節の外転 (長頭)、内転 (短頭)	・お皿から口へ肘を曲げながら、食べ物を口に運ぶ摂食動作
筋皮神経 (C5〜6) しばしば橈骨神経からも	肘関節の屈曲	・お皿から口へ肘を曲げながら、食べ物を口に運ぶ摂食動作 ・物を拾い上げる動作
橈骨神経 (C5〜6)	肘関節の屈曲、前腕の回内 (回外位〜中間位に回旋)、回外 (回内位〜中間位に回旋)	・ワインのコルク抜きにおける回転動作
橈骨神経 (C7〜8)	肘関節の伸展、肩関節の固定	・ドアを前方に押して閉める動作 ・腕立て伏せにおける腕を伸ばす動作
正中神経 (C6〜7)	肘関節の屈曲、前腕の回内	・ペットボトルから飲物をコップに注ぐ動作 ・ドアノブを回す動作
橈骨神経 (C5〜7)	前腕の回外	・ドライバーやドアノブを回す動作
①尺骨神経 (C8 (7)〜T1) ②正中神経 (C6〜7 (8)) ③正中神経 (C7〜T1)	①手関節の掌屈、尺屈 ②前腕の回内、手関節の掌屈・橈屈 ③手関節の掌屈	・斧や杵を振り下ろす動作 ・綱引きなどで綱を手前に引く動作

資料

筋名1	筋名2	起始	停止	
尺側・長橈側・短橈側手根伸筋 (しゃくそく・ちょうとうそく・たんとうそくしゅこんしんきん)	①尺側手根伸筋 (しゃくそくしゅこんしんきん) ②長橈側手根伸筋 (ちょうとうそくしゅこんしんきん) ③短橈側手根伸筋 (たんとうそくしゅこんしんきん)	①上腕頭：上腕骨の外側上顆 　尺骨頭：尺骨の肘頭と後面上部 ②上腕骨の外側上顆（共通伸筋起始部） ③上腕骨の外側上顆、輪状靭帯	①第5中手骨底の背側面 ②第2中手骨底の背側面 ③第3中手骨底の背側面	
浅・深指屈筋 (せん・しんしくっきん)	①浅指屈筋 (せんしくっきん) ②深指屈筋 (しんしくっきん)	①上腕尺骨頭：上腕骨内側上顆、尺骨粗面 　橈骨頭：橈骨の上方前面 ②尺骨前面、前腕骨間膜前面	①第2～5指中節骨底の両側 ②第2～5指末節骨底の掌側	
総指伸筋 (そうししんきん)		上腕骨の外側上顆・前腕筋膜（共通伸筋起始部）	中央は中節骨底、両側は末節骨底	
母指対立筋 (ぼしたいりつきん)		大菱形骨結節、屈筋支帯	第1中手骨体の橈側縁	

第3章　股関節・膝関節に働く筋

筋名1	筋名2	起始	停止	
大殿筋 (だいでんきん)		腸骨翼の殿筋面(後殿筋線より後方)、仙骨・尾骨の外側縁、仙結節靭帯、胸腰筋膜	浅頭：大腿筋膜外側部で腸脛靱帯に移る 深頭：大腿骨の殿筋粗面	
中・小殿筋 (ちゅう・しょうでんきん)	①中殿筋 (ちゅうでんきん) ②小殿筋 (しょうでんきん)	①腸骨翼の殿筋面（前殿筋線と後殿筋線の間）、腸骨稜の外唇、殿筋筋膜 ②腸骨翼の殿筋面（前殿筋線と下殿筋線との間、もしくは下殿筋線の下）	①大転子の尖端と外側面 ②大転子の前面	
大腿筋膜張筋 (だいたいきんまくちょうきん)		上前腸骨棘、大腿筋膜の内面	腸脛靱帯を介して脛骨外側顆の下方につく	
腸腰筋 (ちょうようきん)	①大腰筋 (だいようきん) ②腸骨筋 (ちょうこつきん)	①浅頭：第12胸椎～4腰椎までの椎体および椎間円板 　深頭：全腰椎の肋骨突起 ②腸骨内面の腸骨窩	①大腿骨の小転子 ②大腿骨の小転子	

支配神経	作用	生活動作 (ADL)
①②③橈骨神経 (C6〜7)	①手関節の伸展、尺屈 ②③手関節の伸展、橈屈	・タイピングや窓をふく動作 ・オートバイのスロットル操作時 ・パンやうどんなどの生地をこねる動作
①正中神経 (C7〜T1) ②第2・3指：正中神経 (C7〜T1) 　第4・5指：尺骨神経 (C8〜T1)	①第2〜5指の第1(PIP)関節の屈曲、手関節掌屈 ②第2〜5指の第1(PIP)・第2(DIP)関節の屈曲、手関節の掌屈	・重いスーツケースを運ぶ動作 ・タイピング、ハンマーを振り下ろす動作
橈骨神経 (C6〜7)	第2〜5指の中手指節間(MP)関節と第1(PIP)・第2(DIP)関節の伸展、手関節の背屈	・手の平に物をのせて運ぶ際
正中神経 (C8〜T1)	母指対立 (母指の指腹をほかの指の指腹と接触させる動作)、母指手根中手(CM)関節の屈曲	・母指と示指などで物をつまむ動作

支配神経	作用	生活動作 (ADL)
下殿神経 (L4〜S2)	股関節の伸展 (特に屈曲位からの伸展)、外旋・膝関節の伸展	・歩行時 ・階段を上る動作 ・正座位から立ち上がる動作
上殿神経 (L4〜S1)	中殿筋：股関節の外転、(前部)内旋、(後部)外旋 小殿筋：股関節の外転、僅かな内旋	・低い障害を避けて横に踏み出す動作 ・直立のときに骨盤を支える
上殿神経 (L4〜S1)	股関節の外転、屈曲、内旋、膝関節の伸展、大腿筋膜の緊張	歩いたり、走ったりする際、腿が真っすぐ持ち上がるように働く。
腰神経叢と大腿神経の枝 (L1〜4)	股関節の屈曲、外旋	・姿勢維持 ・歩行・走行時に大腿を持ち上げる動作 ・階段を上る動作

資料

筋名1	筋名2	起始	停止	
梨状筋 (りじょうきん)		仙骨の前面で第2〜4前仙骨孔の間とその外側	大転子の尖端の後上縁	
股関節外施筋群 (こかんせつがいせんきんぐん)	①内閉鎖筋 (ないへいさきん) ②上双子筋 (じょうそうしきん) ③下双子筋 (かそうしきん) ④大腿方形筋 (だいたいほうけいきん) ⑤外閉鎖筋 (がいへいさきん)	①閉鎖膜内面とその周り ②坐骨棘 ③坐骨結節 ④坐骨結節 ⑤閉鎖膜外面とその周り	①転子窩 ②転子窩 ③転子窩 ④大腿骨の転子間稜 ⑤大腿骨の転子窩	
大腿四頭筋 (だいたいしとうきん)	①大腿直筋 (だいたいちょっきん) ②外側広筋 (がいそくこうきん) ③中間広筋 (ちゅうかんこうきん) ④内側広筋 (ないそくこうきん)	①腸骨の下前腸骨棘、寛骨臼上縁 ②大腿骨の大転子の基部、粗線外側唇 ③大腿骨体の上部前面 ④大腿骨転子間線の下部および大腿骨粗線内側唇	①膝蓋靭帯となり、脛骨粗面に付着 ②膝蓋骨の外側もしくは上縁、脛骨粗面 ③膝蓋骨の底、脛骨粗面 ④膝蓋骨の上縁および内側縁、脛骨粗面	
長・短・大内転筋 (ちょう・たん・だいないてんきん)	①長内転筋 (ちょうないてんきん) ②短内転筋 (たんないてんきん) ③大内転筋 (だいないてんきん)	①恥骨結節の下方 ②恥骨下枝の下部 ③恥骨下枝、坐骨枝、坐骨結節	①大腿骨の後面中央(内側唇の中部1/3) ②大腿骨粗線の内側唇上部1/3 ③大腿骨粗線の内側唇・内側上顆(内転筋結節)	
薄筋 (はっきん)		恥骨結合の外側	脛骨の内側面(鵞足を形成)	
恥骨筋 (ちこつきん)		恥骨上枝(恥骨櫛)	大腿骨(恥骨筋線)	
縫工筋 (ほうこうきん)		上前腸骨棘	脛骨内側面上部	
大腿二頭筋 (だいたいにとうきん)		長頭:坐骨結節 短頭:大腿骨の粗線外側唇下方1/2	腓骨頭、下腿筋膜	
半膜様筋・ 半腱様筋 (はんけんようきん・ はんまくようきん)	①半腱様筋 (はんけんようきん) ②半膜様筋 (はんまくようきん)	①坐骨結節の内側面 ②坐骨結節	①脛骨粗面の内側(鵞足を形成) ②脛骨内側顆の下方	

支配神経	作用	生活動作 (ADL)
坐骨神経叢 (S1〜S2)	股関節の外旋	・オートバイや自転車などから降りる時に片足を踏み出す動作
①〜④仙骨神経叢 (L4〜S2) ⑤閉鎖神経 (L3〜L4)	股関節の外旋	・オートバイや自転車などから降りる時に片足を踏み出す動作
大腿神経 (L2〜4)	①膝関節の伸展、股関節の屈曲 ②〜④膝関節の伸展	・正座位からの立ち上がり動作 ・歩行・走行時の膝を伸ばす動作 ・階段を上る動作
①②閉鎖神経 (L2〜3) ③閉鎖神経 (L3〜L4)、脛骨神経 (L4〜L5)	①股関節の内転、屈曲 ②股関節の内転、屈曲、外旋 ③股関節の内転、(前部) 屈曲、(後部) 伸展	・長内転筋、短内転筋・・・太腿を引き付けて閉じる動作 ・大内転筋・・・歩行時に軸足側の骨盤の安定性を保つ
閉鎖神経 (L2〜4)	股関節の内転および膝関節の屈曲、下腿の内旋	・正座をするとき
大腿神経 (L2〜4)、閉鎖神経 (L2〜3)	股関節の内転、屈曲、外旋	・真っすぐな線の上を歩くとき
大腿神経 (L2〜L3)	股関節の屈曲、外転、外旋および膝関節の屈曲、内旋	・あぐらをかくとき ・足を組んで座るとき
長頭：脛骨神経 (L5〜S2) 短頭：総腓骨神経 (L4〜S2)	股関節の伸展および膝関節の屈曲、膝屈曲時に下腿を外旋させる	・股関節の安定性を保つ ・膝を曲げたり外施させたりする動作 ・歩行時に体幹が前方に屈曲するのを防ぐ
脛骨神経 (L4〜S2)	膝関節の屈曲、膝屈曲時に下腿を内旋、股関節の伸展	・あぐらや正座からの立ち上がる時に膝を立てる動作 ・歩行時に体幹が前方に屈曲するのを防ぐ ・直立時は下腿を内施させる

第 4 章 足関節・足指に働く筋

筋名1	筋名2	起始	停止	
腓腹筋 (ひふくきん)		内側頭：大腿骨の内側上顆 外側頭：大腿骨の外側上顆	踵骨隆起(停止腱はアキレス腱 (踵骨腱))	
ヒラメ筋 (ひらめきん)		腓骨頭、腓骨と脛骨の間のヒラメ筋腱弓、脛骨後面のヒラメ筋線と内側縁	踵骨隆起(停止腱はアキレス腱 (踵骨腱))	
前脛骨筋 (ぜんけいこつきん)		脛骨の外側面、下腿骨間膜	内側楔状骨、第1中足骨底	
後脛骨筋 (こうけいこつきん)		下腿骨間膜・脛骨後面と腓骨の内側面	舟状骨、全楔状骨、立方骨、第2～3(第2～4)中足骨底	
長母趾伸筋・ 長趾伸筋 (ちょうぼししんきん・ちょうししんきん)	①長母趾伸筋 (ちょうぼししんきん) ②長趾伸筋 (ちょうししんきん)	①腓骨前面内側中部 ②脛骨の外側顆、腓骨頭、腓骨の前面上部2/3	①母趾の末節骨底 ②第2～5趾の中・末節骨底	
長趾屈筋 (ちょうしくっきん)		脛骨の後面中央部	第2～5趾骨の末節骨底	
長母趾屈筋 (ちょうぼしくっきん)		腓骨体後面の下方2/3、下腿骨間膜の後面	母趾の末節骨底	
長・短腓骨筋 (ちょう・たんひこつきん)	①長腓骨筋 (ちょうひこつきん) ②短腓骨筋 (たんひこつきん)	①腓骨頭、腓骨外側面(近位2/3) ②腓骨の外側面(遠位1/2)	①内側楔状骨、第1中足骨底 ②第5中足骨粗面	

第 5 章 体幹に働く筋

筋名1	筋名2	起始	停止	
胸鎖乳突筋 (きょうさにゅうとつきん)		胸骨頭：胸骨柄の上縁 鎖骨頭：鎖骨内方の1/3	側頭骨(乳様突起)、後頭骨 (上項線)	

支配神経	作用	生活動作 (ADL)
脛骨神経 (L4〜S2)	膝関節の屈曲、足関節の底屈	・高い物を取るときなど爪先立ちの動作
脛骨神経 (L4〜S2)	足関節の底屈	・高い物を取るときなど、爪先立ちの動作 ・直立のときは、下腿を後ろに引いて支える
深腓骨神経 (L4〜S1)	足関節の背屈、足の内反、足底のアーチの維持	・歩行時に足を地面に叩きつける動作を防ぐ ・足を前方に運ぶ際、爪先が地面を擦らないように持ち上げる動作
脛骨神経 (L5〜S2)	足関節の底屈、足の内反	・内側縦足弓を維持する ・爪先立ちや自転車のペダルを踏み込む動作
深腓骨神経 (L4〜S1)	①足関節の背屈、足の内反、母趾の伸展（第1(IP)関節） ②足関節の背屈、足の外反、第2〜5趾の伸展（第1(DIP)・第2(PIP)・中足趾節間(MP)関節）	・階段を上るときに母指の爪先が段差を越えるとき
脛骨神経 (L5〜S2)	足関節の底屈・足の内反、第2〜5趾の屈曲（第1(DIP)・第2(PIP)・中足趾節間(MP)関節）	・爪先立ち ・砂浜や芝生を裸足で歩くとき
脛骨神経 (L5〜S2)	足関節の屈曲、足の内反、母趾の屈曲（親指の第1(IP)関節）	・内側縦足弓の維持 ・爪先立 ・砂浜や芝生を裸足で歩くとき
脛骨神経 (L5〜S2)	足関節の底屈、足の外反	・起伏のある地面や砂利道を歩くとき

支配神経	作用	生活動作 (ADL)
副神経、頚神経叢 (C2〜3)	頭部を反対側に斜めに回旋、頭を後屈・前下方に引く。胸骨と鎖骨を挙上。	・仰向けから頭を起こす動作 ・首をすくめて、顎を突き出す動作 ・激しい呼吸にて胸郭を上げ、吸息を助成する

前・中・後斜角筋 （ぜん・ちゅう・こうしゃかくきん）	①前斜角筋 （ぜんしゃかくきん） ②中斜角筋 （ちゅうしゃかくきん） ③後斜角筋 （こうしゃかくきん）	①C3～6の椎体の横突起前結節 ②C2～7の椎体の横突起後結節 ③C4～6の椎体の横突起の後結節	①第1肋骨の前斜角筋結節（リスフラン結節） ②第1肋骨鎖骨下動脈溝の後方の隆起 ③第2肋骨の外側面	
外・内肋間筋 （がい・ないろっかんきん）	①外肋間筋 （がいろっかんきん） ②内肋間筋 （ないろっかんきん）	①上位肋骨の下縁 ②下位肋骨の上縁、肋軟骨	①下位肋骨の上縁 ②上位肋骨の下縁、肋軟骨	
腹直筋 （ふくちょくきん）		恥骨の恥骨稜、恥骨結合前面	第5～7肋軟骨、剣状突起、肋剣靭帯	
外・内腹斜筋 （がい・ないふくしゃきん）	①外腹斜筋 （がいふくしゃきん） ②内腹斜筋 （ないふくしゃきん）	①第5～12肋骨の外面 ②鼠径靭帯、腸骨稜中間線、胸腰筋膜深葉	①腸骨稜の外唇前半、鼠径靭帯、腹直筋鞘前葉 ②第10～12肋骨の下縁、腹直筋鞘	
腹横筋 （ふくおうきん）		第6～12肋軟骨、胸腰筋膜深葉、鼠径靭帯、腸骨稜	腹直筋鞘、白線、恥骨	
腰方形筋 （ようほうけいきん）		腸骨稜、腸腰靭帯	第12肋骨、L1～4の肋骨突起	
頭・頸板状筋 （とう・けいばんじょうきん）	①頭板状筋 （とうばんじょうきん） ②頸板状筋 （けいばんじょうきん）	①C3～T3椎骨の棘突起、項靭帯 ②T3～6椎骨の棘突起	①側頭骨の乳様突起、後頭骨の上項線の外側部 ②C1～3椎骨の横突起後結節	
頭・頸・胸半棘筋 （とう・けい・きょうはんきょくきん）	①頭半棘筋 （とうはんきょくきん） ②頸半棘筋 （けいはんきょくきん） ③胸半棘筋 （きょうはんきょくきん）	①T7（8）～C3椎骨の横突起 ②T6（7）～C7椎骨の横突起 ③T11（12）～T7（6）椎骨の横突起	①後頭骨の上項線と下項線の間 ②C6～2椎骨の棘突起 ③T3（4）～C6椎骨の棘突起	
脊柱起立筋 （せきちゅうきりつきん）	①腸肋筋 （ちょうろくきん） ②最長筋 （さいちょうきん） ③棘筋 （きょくきん）	―	―	

①頚神経叢および腕神経叢の枝 (C4〜6) ②頚神経叢および腕神経叢の枝 (C2〜C8) ③腕神経叢の枝 (C8)	①②第1肋骨の挙上。肋骨を固定するときには頚椎の前屈、側屈 ③第2肋骨の挙上。肋骨を固定するときには頚椎の前屈、側屈	・吸息の際、肋骨を引き上げて胸郭を広げる ・肋骨を固定すれば、頚椎を前屈 ・一側が働けば同側が側屈
肋間神経 (T1〜11)	①吸気時に肋骨を挙上、胸郭の拡大 (胸式呼吸) ②呼気時に肋骨間を収縮し、胸郭を狭める	・胸郭の安定化 ・吸息時に働く ・肋骨を引き上げ、胸郭を広げる
肋間神経 (T5〜T12)、腸骨下腹神経 (L1)	胸郭前壁の引き下げ、体幹の屈曲・腹腔内圧拡大	・排便や分娩、嘔吐、くしゃみ、咳をするとき ・体幹を前に曲げる動作
①肋間神経 (T5〜12)、腸骨下腹神経 (L1) ②肋間神経 (T5〜12)、腸骨下腹神経 (T12〜L1)、腸骨鼡径神経 (L1〜2)	①体幹 (脊柱) の前屈、側屈 (同側)、体幹反対側回旋、胸郭引き下げ ②体幹の屈曲、側屈、同側回旋	・排便や分娩、嘔吐、くしゃみ、咳をするとき ・体幹を前または側方に曲げる動作
肋間神経 (T7〜T12)、腸骨下腹神経 (T12〜L1)、腸骨鼡径神経 (L1)	下位肋骨を下に引き、腹腔内圧拡大	・排便や分娩、嘔吐、くしゃみ、咳をするとき
腰神経叢 (L12〜L3)	腰椎の伸展・側屈、第12肋骨の下制	・床座位から側屈して物を拾い上げる動作
脊髄神経の後枝 (C1〜5)	頭部の伸展、側屈、回旋	・頚 (頭) を反らせる動作 ・頚を回す動作
脊髄神経の後枝 (C1〜T7)	頭部、頚部、脊椎の伸展、回旋 (対側)、側屈 (同側)	・両側が働けば頚部や脊柱を後ろに反らせる ・片方が働けば頚部や脊柱を同側に曲げる ・頭部を支え、頭部や脊柱を反らせる
①脊髄神経の後枝 (C8〜L1) ②脊髄神経の後枝 (C1〜L5) ③脊髄神経の後枝 (C2〜T10)	①腰椎の伸展、側屈 ②頭部、頚椎、脊椎の伸展、側屈 (回旋) ③脊椎の伸展、側屈	・頚部と体幹を伸展する ・片方が働けば頚部と体幹を同側方に側屈する

資料

189

参考文献

左明、山口典孝『筋肉のしくみ・はたらき事典』西東社（2009）

鵜尾泰輔、山口典孝『リハビリテーションのための解剖学ポケットブック』中山書店（2009）

フレデリック・ドラヴィエ『目でみる筋力トレーニングの解剖学―ひと目でわかる強化部位と筋名』大修館書店（2002）

山口典孝、左明『動作でわかる筋肉の基本としくみ』マイナビ（2011）

マイケル・イエシス『イラストで学ぶ筋肉づくりのメカニズム』森永製菓㈱健康事業部（1990）

フレデリック・ドラヴィエ『美しいボディラインをつくる女性の筋力トレーニング解剖学』大修館書店（2005）

ロルフ・ヴィルヘード『目でみる動きの解剖学―スポーツにおける運動と身体のメカニズム』大修館書店；新装版（1999）

荒川裕志『筋肉の使い方・鍛え方パーフェクト事典』ナツメ社（2015）

野村嶬、藤川孝満 訳『骨格筋ハンドブック』南江堂（2007）

ブラッド・ウォーカー『ブラッド・ウォーカーストレッチングと筋の解剖』南江堂（2009）

石井直方『トレーニング・メソッド』ベースボールマガジン社（2009）

石井直方『レジスタンス・トレーニング―その生理学と機能解剖学からトレーニング処方まで』ブックハウス・エイチディ（1999）

[著 者]

山口 典孝（やまぐち のりたか）

兵庫県西宮市生まれ。大阪医療福祉専門学校講師。日本体育学会、日本陸上競技連盟医事委員会等所属。関西学院大学卒業、放送大学大学院文化科学研究科修了（学術修士）、大阪体育学会第50回大会学会奨励賞受賞。

体の機能を研究する専門家という立場から、わかりやすく人体の仕組みを解説し、多くの教育・スポーツ現場で活躍。現在は教職の傍ら、各地で高齢者の介護予防トレーニングなどの講演や実技指導を行い、関西学院大学大学院人間福祉研究科受諾研究員等を歴任。KBS京都テレビの「おはよう! 輝き世代」の「なんたん元気づくり体操」のコーナーでも長年運動指導を行う。

ボディービルダーとしても第8回ミスター鳥取選手権大会3位、第9回日米親善ミスターインターナショナルコンテスト3位、第22回 関西学生ボディービル選手権大会3位などの実績を持つ。

著書
- ●『DVD 日本人に適した最速の走り方—記録の壁を突き抜けろ!!』伊東 浩司、山口 典孝（西東社）2007/12
- ●『カラー図解 筋肉のしくみ・はたらき事典』左 明、山口 典孝（西東社 2009/8）
- ●『動作でわかる筋肉の基本としくみ』山口 典孝、左 明、石井 直方（マイナビ）2011/11
- ●『筋・骨メカニクス リハビリ、スポーツのための機能解剖学』山口 典孝、左 明（秀和システム）2014/07
- ●『ボディメカニズム リハビリ、スポーツのための生理解剖学』山口 典孝（秀和システム）2016/07
- ●『筋肉パルペーション リハビリ、スポーツのための筋臨床触診学』山口 典孝（秀和システム）2020/12

など多数

[監 修 者]

川原田 進（かわはらだ すすむ）

兵庫県神戸市生まれ。大阪医療福祉専門学校 理学療法士学科 専任教員。平成23年 理学療法士免許取得。令和1年 関西大学人間健康研究科 博士前期課程修了 健康学修士。

現在、教職の傍ら育成年代のサッカー選手に対するコンディショニング指導を行う。また、運動生理学を専門とし疲労回復（recovery）をテーマに研究を行っている。

CGイラスト：佐藤　眞一

カラー図解
動作でわかる筋肉のしくみ事典

発行日	2023年　3月15日	第1版第1刷
	2024年　2月 5日	第1版第2刷

著　者	山口　典孝
監修者	川原田　進

発行者	斉藤　和邦
発行所	株式会社　秀和システム
	〒135-0016
	東京都江東区東陽2-4-2　新宮ビル2F
	Tel 03-6264-3105（販売）Fax 03-6264-3094
印刷所	三松堂印刷株式会社　　　　　　Printed in Japan

ISBN978-4-7980-6795-7 C0075